알렉산더 테크닉

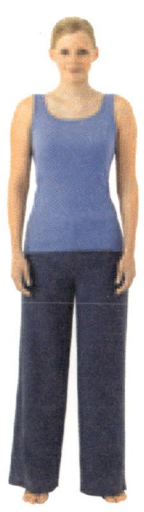

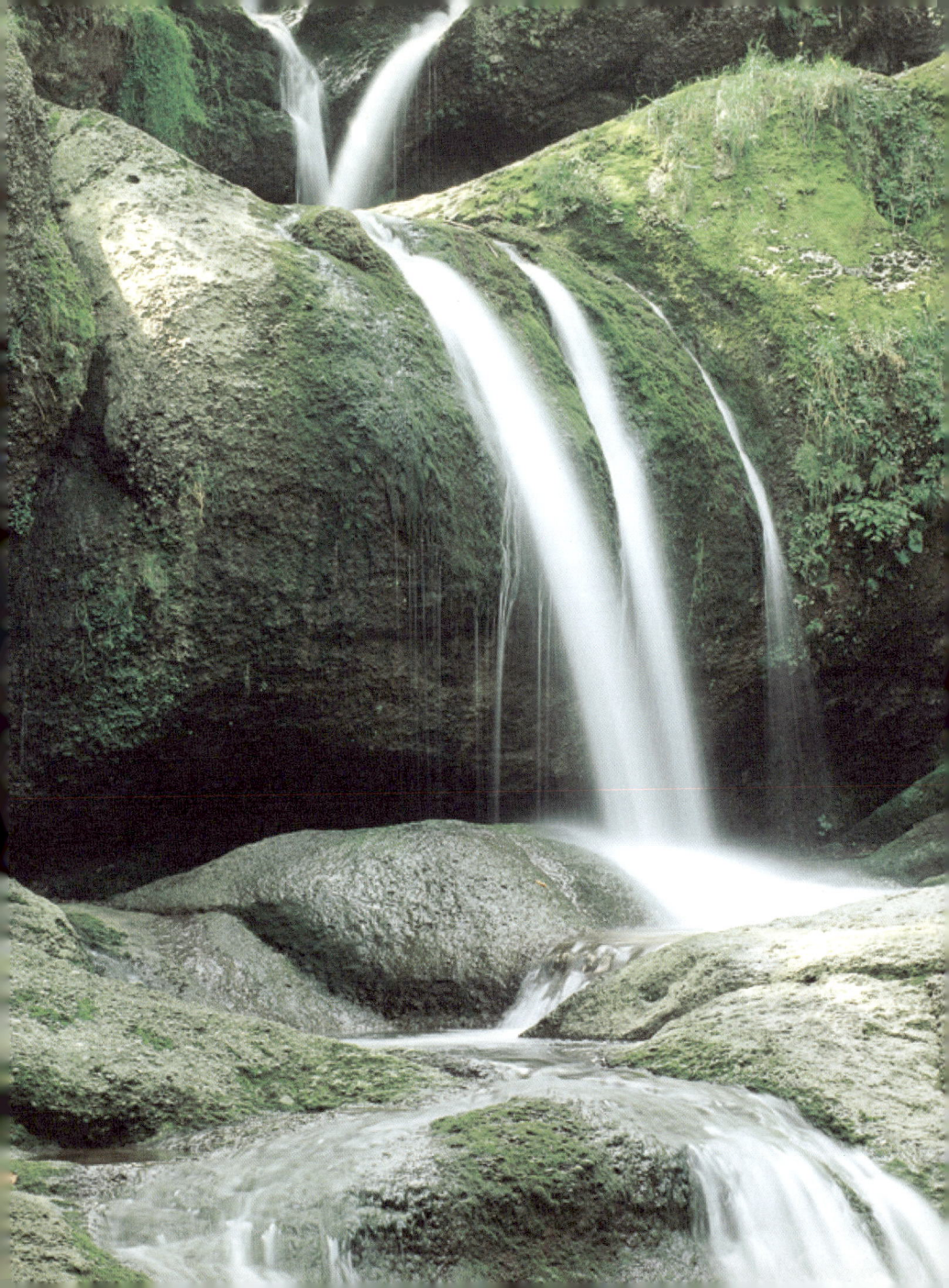

알렉산더 테크닉

나를 위한 치유와 행복의 시간

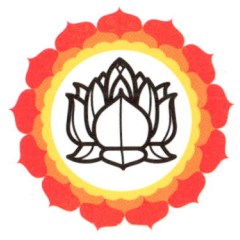

조 시어비 지음

이명희 옮김

예솔

Joe Searby, Alexander-Technik
Copyright ⓒ Duncan Baird Publishers 2007
Text copyright ⓒ Joe Searby 2007
For copyright of photographs see page 132 which
is to be regarded as an extension of this copyright

Korean Copyright ⓒ 2014 by Yesol Publishing Co., Seoul, Korea
All rights reserved.

이 책의 한국어판 저작권은 Duncan Baird와 독점계약한 이명희와 예솔이 소유합니다.
저작권법에 의하여 한국 내에서 보호를 받는 저작물이므로
출판사의 허락 없이 무단 전제나 무단 복제를 금합니다.

알렉산더 테크닉
나를 위한 치유와 행복의 시간

1판 1쇄 발행   2014년 1월 29일

옮긴이 이명희
펴낸이 김재선
펴낸곳 예솔
주소 서울특별시 용산구 용산동3가 1-17 신흥빌딩 5층
전화 02-3142-1663(영업), 335-1662(편집)   **팩스** 02-335-1643
출판등록 제 2-1525호.(1993.4.3)
편집 임예헌, 임이랑
홈페이지 www.yesolpress.com   **E-mail** yesol1@chol.com

ISBN 978-89-5916-516-2 13600

* 책 값은 뒤표지에 표시되어 있습니다.

차 례

옮긴이의 글 6
서문 10

제1장 **알렉산더 테크닉의 기원과 기초 12**
알렉산더 테크닉은 무엇인가? 14 · 알렉산더 테크닉은 어떻게 다른가? 16 · 알렉산더의 생애 19 · 알렉산더의 발견 20 · 당신의 모든 것 22 · 영감을 주는 말 25 · 건강과 행복 26 · 일차적 제어(Primary Control) 28 · 일차적 제어 경험하기 31 · 영감을 주는 말 32

제2장 **문제점과 해결방법 34**
느낌이 다 정확한 것은 아니다 36 · 원하는 것을 얻기 38 · 지시 경험하기 40 · 습관의 힘 42 · 무의식적 습관 경험하기 44 · 어린아이처럼 반응하기 46 · 영감을 주는 말 49 · 싸우거나 도망가기 50 · 긴장과 이완 52 · 중심잡기 54 · 버릴수록 얻는다 56 · 영감을 주는 말 59 · 목적 달성하기 60 · 결과가 아닌 과정 63 · 영감을 주는 말 64

제3장 **왜 알렉산더 테크닉인가? 66**
통증의 감소와 예방 68 · 균형과 자세의 개선 70 · 균형 경험하기 72 · 영감을 주는 말 75 · 긴장 완화 76 · 허리의 강화 79 · 운동효과의 극대화 80 · 운동선수의 기량 향상 82 · 무대 위에서의 기량 향상 84 · 자연스러운 호흡 88 · 영감을 주는 말 91 · 에너지 모으기 92 · 영감을 주는 말 95

제4장 **알렉산더 테크닉 교사와 만나기 96**
정말 선생님이 필요할까? 98 · 선생님 찾기 100 · 선생님의 손 102 · 수업에서 기대되는 것들 104 · 수업에서 하게 될 것들 106 · 앉기 108 · 서기 110 · 걷기 112 · 구부리기와 들어올리기 114 · 그 밖의 움직임들 116 · 영감을 주는 말 119 · 이완하기 120 · 무릎 세워 눕기 연습 122 · 수업에서 느낄 수 있는 것 124 · 알렉산더 테크닉의 미래 126 · 영감을 주는 말 129

색인 130
참고 132

옮긴이의 글

　알렉산더 테크닉을 우연히 접하기 전, 나는 피아노 연주자이자 일선에서 학생들을 가르치는 교육자였다. (물론 현재도 그러하지만) 어쩌면 그래서 구태여 이 책을 번역까지 하게 될 줄은 몰랐다는 사실을 먼저 고백해야겠다. 나의 전문분야가 아니라는 것과 무엇보다 나 자신의 연구와 수업만으로도 짬을 내기 쉽지 않은 게으름 때문이었다.
　그럼에도 불구하고 내가 이 책을 꼭 번역해야겠다고 생각한 이유는, 알렉산더 테크닉을 접하게 되면서 나의 연주와 수업에 현격한 변화와 성장을 경험했다는 신나는 사실 때문이었다. 많은 연주자들이 그러하겠지만, 나 역시 오랜 기간의 연주와 연습으로 인해 몸과 마음으로 한계와 좌절감을 느끼곤 했으며 생활에서는 누적된 피로와 권태 사이를 극단적으로 오가기도 하였다. 우연히 접하게 된 알렉산더 테크닉 이론을 혼자 연구만 했을 뿐인데도 제일 먼저 나의 연주가 바뀌게 되었고, 그 다음으로 나의 학생들과의 수업이 달라지게 되었으며, 그들에게도 역시 많은 도움을 줄 수 있었다.

옮긴이의 글

나는 갈증 나는 사람처럼 안달이 되었으나 아쉽게도 국내 자료는 충분하지 않았고, 급기야 나의 유학지였던 독일로 날아가 메리 홀랜드(Mary Holland) 선생님에게 알렉산더 테크닉 레슨을 받았을 때, 이 책을 추천받게 되었다.

이 책을 보는 순간, 나는 "심봤다"를 외치며 딱 맞는 퍼즐 조각을 찾은 것처럼 신명이 났고, 제일 먼저 나의 학생들이 떠올랐다. 그러나 이 책은 비단 음악을 전공하는 학생이나 연주자뿐만이 아니라, 지금을 살아가고 있는 모두에게 매우 유익한 가치를 지닌다. 직접 알렉산더 테크닉 레슨을 받는 것이 물론 가장 좋겠지만, 이 책을 접하는 것만으로도 건강과 행복한 생활과 연주에 좋은 길잡이와 응원군이 되어 줄 것이라는 확신이 있었기 때문에 서둘러 번역을 하게 되었다.

이 책은 크게 네 부분으로 나뉜다. 먼저, 알렉산더 테크닉의 정의, 주요 철학과 원리를 설명하고 있는 1편, 구체적 이론과 기법에 대한 내용이 들어있는 2편, 그를 바탕으로 다양하게 적용할 수 있는 여러 분야에 관한 3편, 실제 알렉산더 테크닉 레슨에 관한 구체적이고도 실용적인 내용이 언급된 4편으로 이루어져 있다. 백 마디 설명보다 더욱 큰 공감과 울림을 주는 시적 영감들이 책 곳곳에 숨어 있는데, 개인적으로 이것은 가장 마음에 드는 부분임과 동시에 이 책이 가지는 가장 큰 매력 중 하나라고 생각한다.

이 책은 알렉산더 테크닉 입문서로서 매우 훌륭한 장점을 갖추고 있다. 그 이유는 간결하고 명료하며 쉬우면서도 깊이가 있고, 실제적이면서도 상당히 풍부한 영감을 가지고 있어서 입문서로서 필요충분조건을 모두 충족하고 있기 때문이다. 이는 알렉산더 테크닉이 가지고 있는 동양적 사상의 경향과 무관하지 않은 것으로, 몸과 마음이 서로 다른 것이 아니기 때문에 이론과 생활이 별개가 아니라는 원저자의 집필의도를 잘 보여준다.

100여 년 전부터 이미 통증에 관한 접근을 서구의 대중적 관점이 아닌 동양의학의 근원적 접근의 관점으로 바라 본 선구적 혜안을 가진 알렉산더 테크닉은, 그래서 어쩌면 우리 입장에서는 더욱 쉽게 이해하고 즐겁게 다가갈 수 있을 것이라는 믿음이 간다. 다만, 현재 국내에서는 책에서와 같이 알렉산더 교사를 만나는 방법이 대중화되어 있지는 않으나 앞으로는 알렉산더 교육이 더욱 활성화 되리라 믿는다.

모쪼록 이 한 권의 책이 좋은 시작이 되어 모두에게 행복의

옮긴이의 글

계기가 되기를 기원하면서, 흔쾌히 번역을 수락해주고 조언을 아끼지 않았던 저자 조 시어비(Joe Searby)에게 감사를 표하고, 책의 출판을 위해 힘써주신 예솔 출판의 김재선 대표님에게 감사드리며 바쁜 시간에도 흔쾌히 번역할 때의 난점을 도와주신 송수찬 선생님과 교정과 편집에 애를 쓰신 임예헌씨에게도 감사를 표한다. 그리고 무엇보다 늘 깊고 넓은 세계로 이끌어주시는 하나님께 감사드린다.

서 문

 알렉산더 테크닉은 내가 아는 한, 삶을 변화시키는 가장 좋은 수련방법이다. 알렉산더 테크닉은 나에게 끊임없는 영감을 주며, 깊이 숨겨진 가능성을 발견하게 하고, 매일 매일을 성장하게 한다. 처음에는 따라 하기 힘들 수도 있지만, 무엇보다 좋은 점은 알렉산더 테크닉은 지루하지 않다는 것이다. 미묘하고도 심오하다. 나는 여러분이 이 책을 통해서 영감을 얻고 알렉산더 테크닉을 통해 자신을 재발견하기를 희망한다.

 처음 알렉산더 테크닉을 우연히 접하게 된 것은 1983년이었다. 배우로 활동하고 있었던 나는 연기력 향상을 위해 발성이나 자세 훈련을 넘어서는 어떠한 훈련법을 찾고 있었다. 1:1 개인레슨으로 알렉산더 테크닉 수업을 받기 시작했는데, 곧바로 이 테크닉은 외적으로 드러나는 효과(바른 자세)나 신체 교정(굽은 등 펴기 등)을 훌쩍 넘어서는 영향을 미친다는 사실을 알아차렸다.

 운 좋게도 나는 어떠한 문제나 통증이 없었던 스무 살에 레슨을 시작했다. 나를 가장 놀라게 만든 것은 바로 심리적인 변화였다. 알렉산더 테크닉은 나의 인생관과 인격을 근본적으로 변화시켰다. 이 테크닉으로 인해 진정한 내가 될 수 있었다고 확신한다. 1995년부터 나는 다른 사람들에게 이 테크닉을 가르쳐왔다. 이 테크닉을 배우거나 받아들이려는 사람들에게, 알렉산더 테크닉은 내가 만난 자아 발견을 위한 유일한 통로로서, 의식적으로 자신의 힘을 조절할 수 있는 능력을 준다는 사실을 밝히고 싶다.

이 책은 100여 년 전, F. M. 알렉산더가 발견한 인간 상태에 대한 소개서이며, 자신이 겪고 있던 목소리에 관련된 문제(20쪽-21쪽 참조)에 대해 해답을 찾으면서 발전시켰던 원칙들을 담고 있다. 알렉산더는 60년 이상의 세월동안 이 방법을 발전시켜 나갔으며, 그 결과물은 교수법의 초석이 되었다.

제1장

알렉산더 테크닉의 기원과 기초

알렉산더 테크닉은 알렉산더가 1890년대 초반, 호주에서 처음으로 이 방법을 발전시키기 시작했을 때만큼이나 오늘날에도 독특하며 혁명적이다. 여러분은 이러한 최첨단의 신체활동 시스템이 한 세기 이상 지속되고 있으며, 알렉산더가 다른 사람들을 가르쳤던 -여전히 오늘날까지 이어지는- 기술들이 근본적으로 바뀌지 않았다는 사실에 놀라워할지도 모른다.

알렉산더는 자신의 연기 생활을 위협하던 목소리 문제를 고쳐나가면서 이것이 다른 사람들에게도 보편적으로 적용될 수 있다는 아주 중요한 사실을 깨달았다. 요약하자면, 몸과 마음은 별개가 아니라는 것(한 사람의 모든 상태가 그 사람의 건강과 직결되기 때문), 우리는 스스로를 관리해야한다는 것, 그 과정은 특정한 주요 매커니즘에 의해 관리된다는 것 등이다.

   알렉산더 테크닉은 어려운 철학이 아니다. 개인적인 발전과 긍정적인 신체 변화를 꾀할 수 있는 아주 실제적인 방법이다. 제1장에서는 알렉산더의 세 가지 원칙을 세부적으로 탐험해서 알렉산더가 어떻게 이 방법을 찾게 되었으며, 어째서 삶의 진행 속도가 빨라질수록 그 영향은 질 높은 삶(웰빙)과 더욱 더 밀접하게 관련이 되는지 알아보려고 한다. 또 알렉산더의 삶을 보며 알렉산더 테크닉이 무엇인지 (또 어떻게 다른 지 알아보는 것도 그만큼 중요하다) 간결하게 설명할 것이다.

알렉산더 테크닉은 무엇인가?

F. M. 알렉산더의 이름을 딴 '알렉산더 테크닉'은 배우기 쉬운 실용적인 운동기법의 일종이다. 이것을 이용해 "모든 것"(몸과 마음)을 다루는 방법을 배우고 모든 활동 속에 적용할 수 있다. 가령, 운전이라든지, 악기를 연주한다든지, 외국어를 익힌다거나, 운동을 시작한다거나, 새로운 프로그램을 익히는 등, 삶을 살아가다보면 새로운 것들을 배우고 싶다거나 배울 필요성이 생긴다. 또, 일상생활을 하다보면 걷고, 들고, 옮기고, 앉고, 컴퓨터를 사용하는 일 등을 하게 되는데, 이런 모든 활동에 쓰이는 도구는 바로 자신이다. 그러기 위해 우선해야 할 일은 '자신의 사용법'을 배우는 것이다. 그런데 이러한 기술을 익혀 모든 활동에 적용하기까지, 흔히, 에너지를 낭비하거나 자신의 몸을 불필요하게 혹사시키거나 정작 배우는 것에 방해를 받는 방식을 취하게 된다.

알렉산더 테크닉은 생각과 인식에 대한 방법이다. 행동에 대한 방법론이라기보다 오히려 사고에 대한 방법론이라 할만하다. 여기에는 특별한 장비가 필요 없으며 알렉산더 테크닉의 기법을 실천하기 위해 일상생활로부터 격리될 필요는 없다. 여러분은 모든 정신적, 육체적 활동에 이 방법을 적용할 수 있다. 따라서 이 기법은 생활방식이다.

알렉산더 테크닉은 무엇인가?

만일 알렉산더 테크닉의 본질을 제대로 이해하지 못한다면 단순한 단계 즉, 단지 불필요하고 습관적인 근육의 긴장을 줄이는 (또는 방지하는) 법을 가르치는 것이라고 말할 수도 있다. 몸(큰 근육들)의 의도하지 않은 경직은 과잉 긴장, 피로와 괴로움, 압박감의 원인이 된다.

조화로움과 일치감, 전반적인 건강과 기능에의 장애는 육체적, 정신적 측면 모두에서 나타난다. 알렉산더 테크닉은 이러한 불필요한 긴장을 풀고 의식적으로 조절할 수 있는 방법을 가르친다. 그로 인해 건강, 활기, 그리고 자기 인식은 자연스레 재정립된다.

알렉산더 테크닉은 여타 다른 심신 요법들과는 근본적으로 다르다. 무엇을 할 것인가 그리고 어떻게 할 것인가를 가르치는 것이 아니라, 무엇을 하지 말아야 하는가, 어떻게 예방하는가를 가르친다. 이것은 단순한 일련의 과정이지만 큰 영향을 미친다. 알렉산더 테크닉의 장점은 실용성에 있다: 바로 첫 레슨부터 누구나 알렉산더 테크닉 기법을 사용할 수 있다.

알렉산더 테크닉은 어떻게 다른가?

알렉산더 테크닉이 무엇인가 밝히는 것보다 알렉산더 테크닉은 어떻게 다른가 설명하는 것이 더 좋을 것 같다. 알렉산더 테크닉은 대체의학이나 보완요법이 아니다. 의심할 바 없이 큰 치유 효과가 있지만, 그것이 무엇인가를 해주는 것이 아니기 때문에 그 자체로 치유법이 될 수는 없다. 여러분은 치료를 받는 수동적인 환자가 아니라 새로운 기법을 습득하는 주도적인 학생이 될 것이다.

알렉산더 테크닉은 운동 의학도 아니다. 비록 운동을 포함한 활동에 이 기법을 적용해 유용한 결과를 얻을 수 있을지라도 말이다. 심지어 이 기법을 적용하지 않는다면 운동의 효과는 감소되거나 운동으로 얻는 것보다 잃는 것이 많을 수도 있겠지만 그렇다 하더라도 운동 의학은 아니다.

알렉산더 테크닉은 지압 요법도 아니다. 손으로 직접 접촉하긴 하지만 마사지를 하거나 자극을 주지 않는다. 알렉산더 테크닉은 몸과 마음을 이완시키지만 이완요법 역시 아니다. 본질적으로 이 테크닉은 이 모든 요소를 합한 것 그 이상이다. 이것은 여러분의 미래를 바꿀 수 있는 독특한 형태의 개인 건강 교육이다.

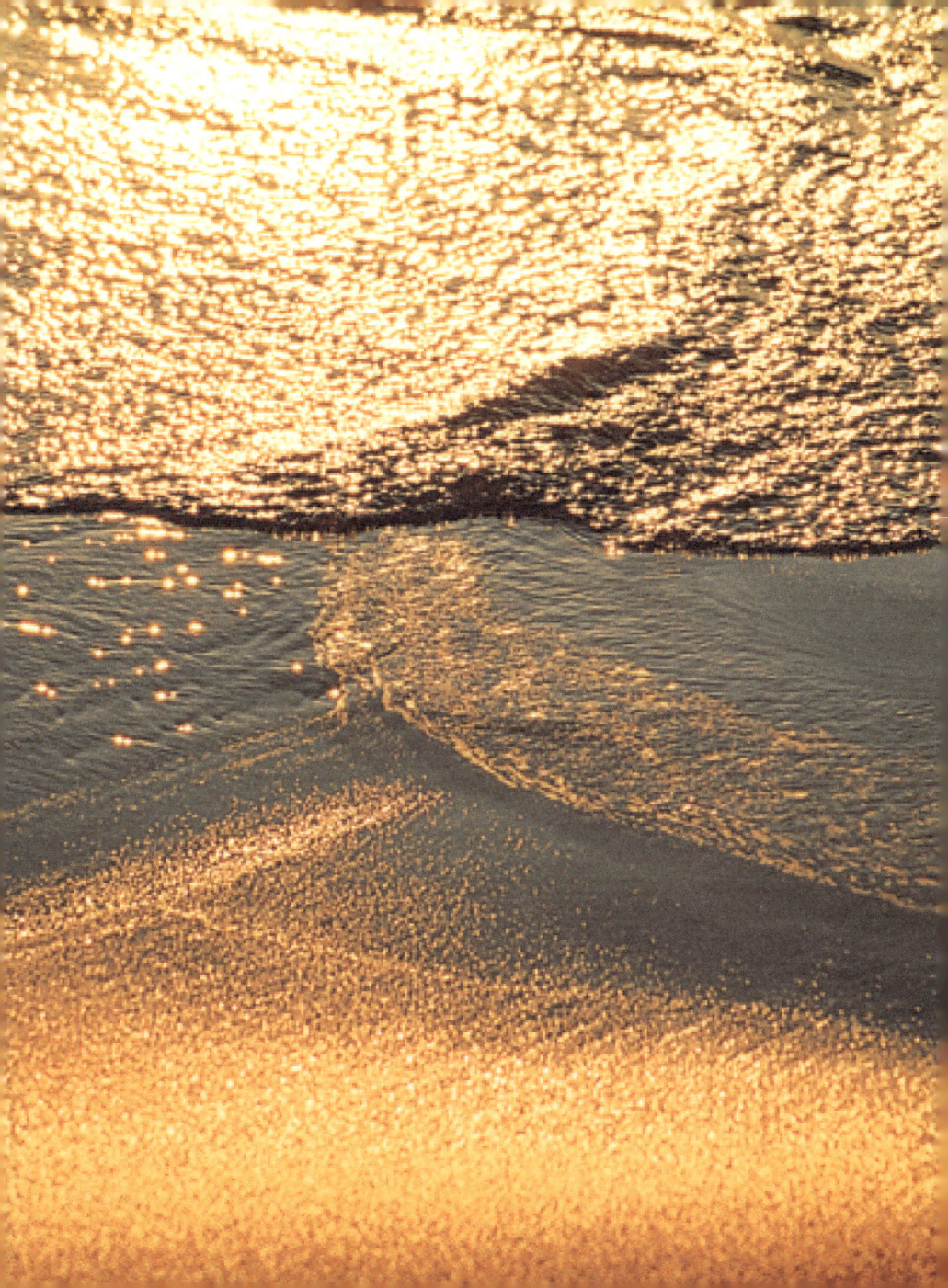

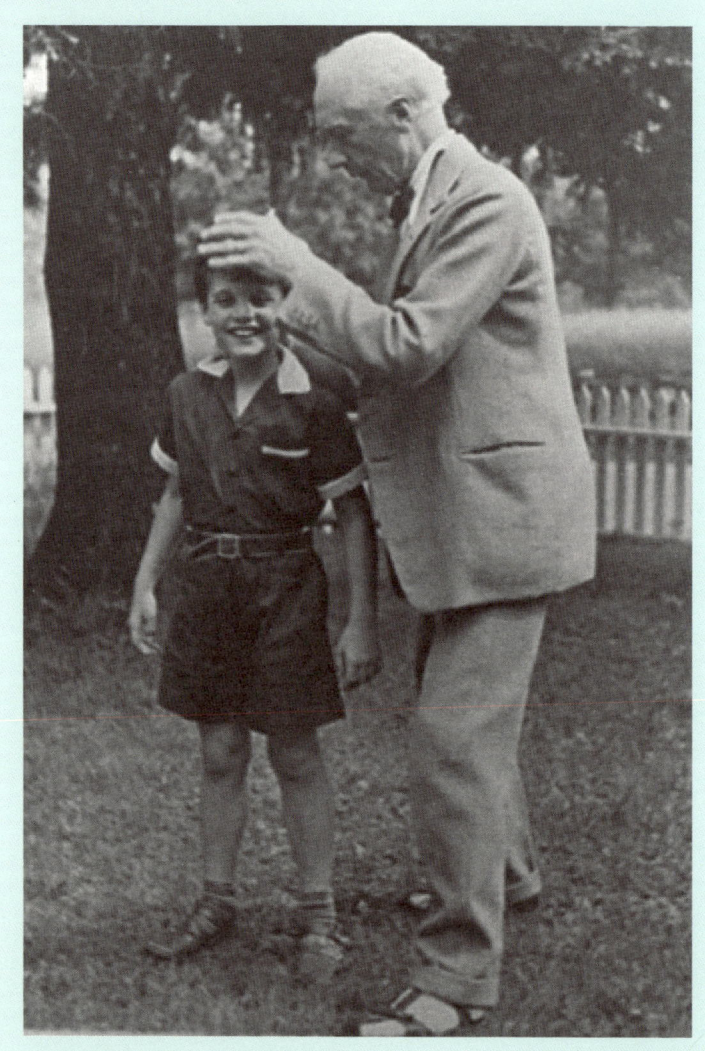

알렉산더의 생애
간략한 전기

알렉산더 테크닉의 창시자 프레데릭 마티스 알렉산더(Frederick Matthias Alexander)는 1869년 호주의 테즈마니아(Tasmania)에서 태어났다. 어려서 승마를 배웠고 평생 말에 대한 열정을 가지고 있었으며, 자연과 동물에 대한 그의 관찰과 식견은 인간에 대한 연구로 연관되었고, 당연히 그가 주관적으로 경험한 것이 그의 연구의 바탕이 되었다. 18세가 되자, 알렉산더는 호주로 옮겨 그곳에서 전문 배우가 되었다. 하지만 무대에서 목이 쉬는 괴로움에 자주 시달리면서 '알렉산더 테크닉'을 향한 자아발견의 여행을 시작하게 되었다.

자신의 방법에 대해 인정을 받기 위해 1904년 알렉산더는 영국 런던으로 가게 되었으며, 얼마 지나지 않아 그 방법의 놀랄만한 효과로 인해 명성을 얻게 되었다. 이곳에서 그는 자신이 발견한 시스템을 설명하는 네 권의 책을 쓰기 시작했으며, 이 책들은 오늘날 교수법의 기초로 남아있다. 두 번의 세계대전이 벌어졌던 동안 알렉산더는 미국에서 일했다. 그는 1955년, 86세의 나이로 런던에서 사망할 때까지 가르치는 일을 멈추지 않았다.

알렉산더의 발견

　알렉산더는 개인적인 경험을 통해 자신만의 방법론적 원리들을 발견했다. 20대의 그는 좋은 목소리와 역동적이고 극적인 발성의 배우로 명성을 얻었다. 하지만 무대 위에서 자꾸 쉬는 목소리와 관객들에게 들릴 정도로 크게 울리는 들이마시는 숨소리 때문에 고통 받았고, 이 두 가지 문제 모두 연기 경력에 전혀 도움이 되지 못했다. 의사들은 그의 목소리에서 아무런 구조적 문제점도 찾을 수 없었으며 어떠한 치료방법으로도 효과를 보지 못했다. 그래서 알렉산더는 이 문제를 규명하는 것에 몰입했다. 그는 신체상 발성 구조에 아무 문제가 없다면, 신체를 사용하는 '방법'에 문제가 있다는 결론을 내렸다. 그는 문제점에 집중했다.

　알렉산더는 모든 각도에서 자신을 관찰할 수 있도록 거울을 배치하고, 거울 앞에서 말하고 낭송하는 것을 되풀이하여 연습했다. 그는 말을 할 때 습관적으로 불필요한 힘이 들어가는 것을 발견하였고 이것이 낭송하는 동안 더욱 심해진다는 것을 알게 되었다. 그런데 이런 습관들은 그 동안의 발성과 연극 교육의 결과물이었던 것이다.

　그는 이러한 통찰로, 전인적(몸과 마음 모두-역자 주) 연관성을 무시한 특정 훈련은 기술적 향상을 가져다주지 못할뿐더러, 심지어 신체적 손상의 원인이 되기도 한다는 결론을 얻었다. 특히, 알렉산더는 그의 목과 등의 근육이 눈에 띄게 수축된 것을 알았다. 이러한 수축으로 인해 말하는 것과 낭송하는 것이 매우 어려워졌으며, 그 결과로 목소리에 엄청난 부담이 가중되었고, 이러한 현상은 낭송을 더욱 효과적으로 하기 위해 배웠던 방법대로 할 때 더욱 심해졌다. 심지어, 이 굳어진 습관이 너무나 강해서 이것을 고치는 것은 불가능해 보였다. 그가 나쁜 습관을 막고 있다고 느낄 때조차도 실제로는 그러지 못하고 있다는 사실을 알았기 때문이다.

   이러한 문제를 하루에도 몇 시간씩, 몇 해를 넘게 인내심을 가지고 연구하면서, 자신만의 건강과 행복뿐 아니라 모든 이들을 위한 근본적인 원리를 발견하였다. 그는 몸과 마음이 하나라는 것을 발견했고, 우리가 통합된 몸과 마음을 어떻게 사용하는가에 따라 몸의 기능이 보다 원활해진다는 것을 발견했다 그리고 머리, 목, 등의 관계는 단지 단순한 동작만이 아니라, (우리의) 전반적인 행복을 좌우한다는 사실을 발견했다.

당신의 모든 것
- 몸과 마음은 하나다

여러분은 이 글을 읽을 때 마음을 사용하는가, 아니면 몸을 사용하는가? 물론 모두 다 사용한다. 손가락이 페이지를 넘기고, 눈이 글을 훑어보고, 뇌가 정보를 처리하는 동안 마음은 판단을 내리게 된다. 책을 읽는다는 것은 몸과 마음 모두의 행위이다. 이것을 알렉산더는 "사이코-피지컬(Psycho-physical)" (심신의 작용, 심신일원론적- 역자 주)이라고 명명했다. 20세기 초, 알렉산더가 이 원칙을 만들었을 때만해도, 몸과 마음이 하나라는 철학은 급진적이라 여겨졌다. 인간은 몸과 마음과 정신의 세 부분으로 이루어졌다고 흔히 여겨졌던 것이다. 비록 오늘날 우리가 그것들을 동시에 생각한다 해도, 우리는 여전히 육체적인 것, 정신적인 것 등의 행위로 나누어 생각한다. 테니스를 할 때, 또 체스를 둘 때 등을 생각해보면 알 수 있다. 인간의 활동은 심신의 작용이며 몸과 마음을 하나로 묶어 치료한다는 것은 알렉산더의 가장 기본적인 철학 중 하나이다. 알렉산더 테크닉의 기법으로, 몸과 마음이 하나였던 본래 상태로 되돌림으로써 불필요한 힘을 뺄 수 있다.

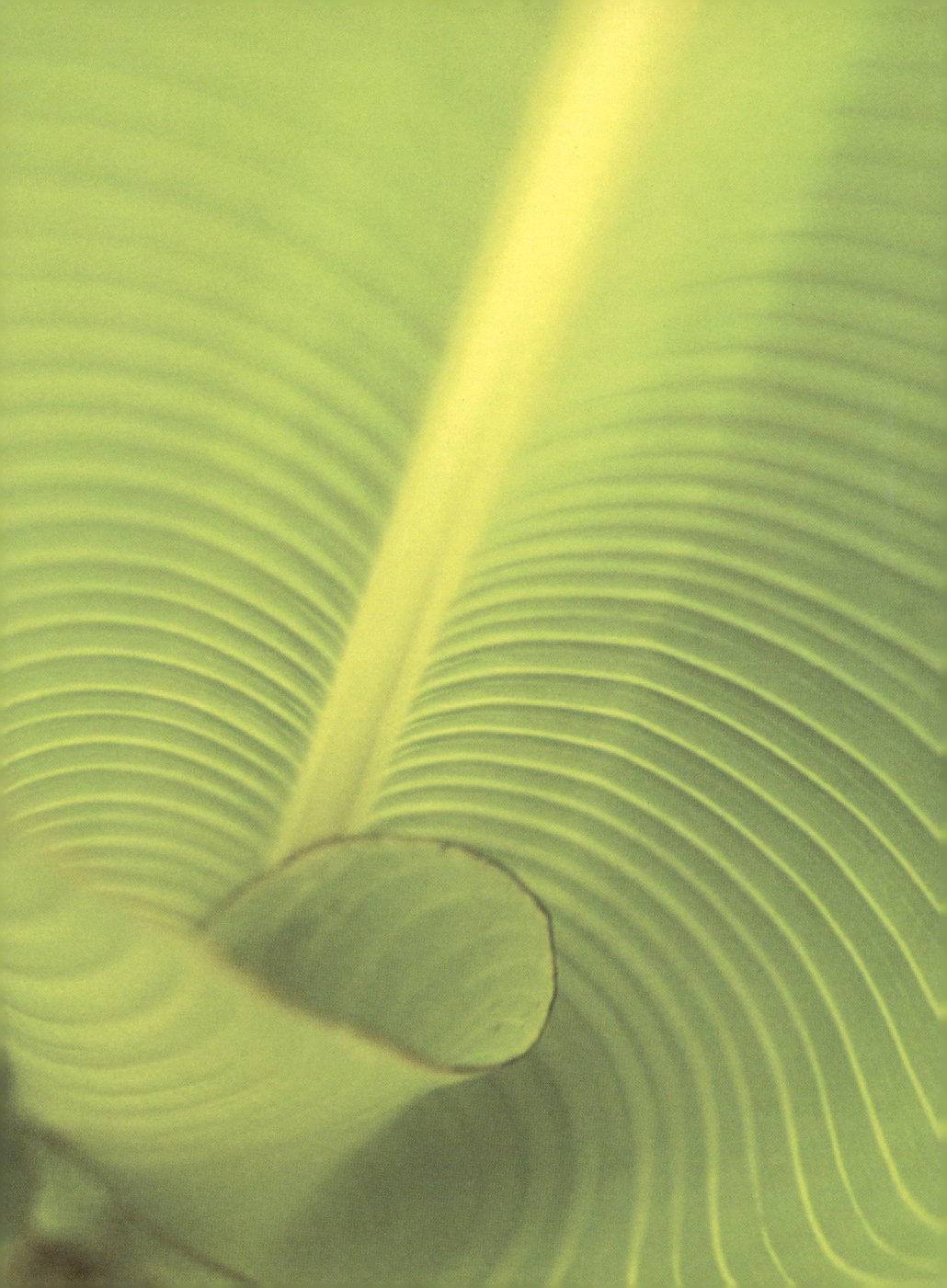

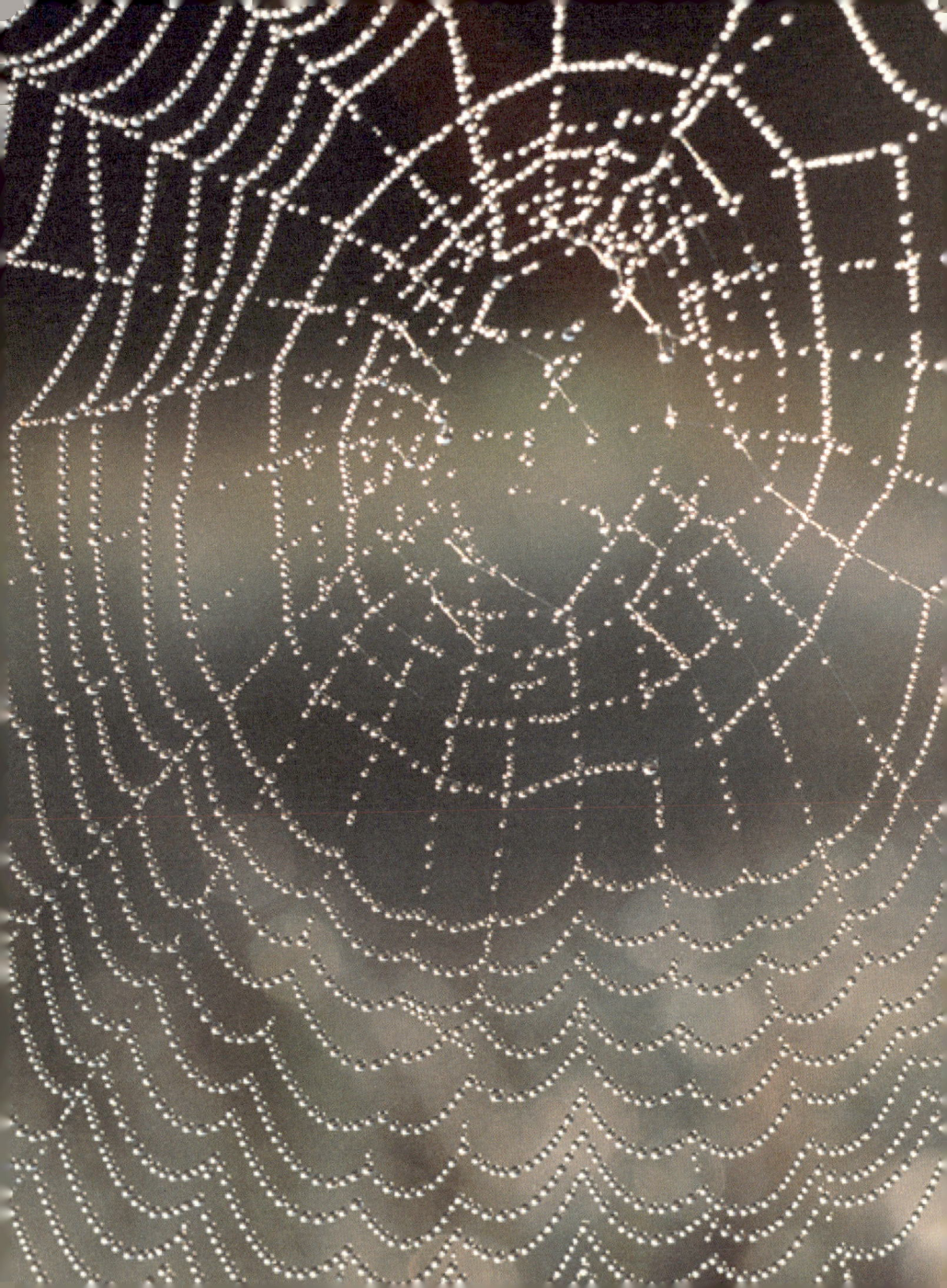

다양함 속에서의 조화로움이 우주의 계획이다.

스와미 비베카난다

(Swami Vivekananda, 1863-1902)

누구든 마음속에 합일이라는 위대한 꿈을 꾼다면,
안정과 합일과 평화가 그들에게 가리라.

라오-츄

(Lao-Tzu, c.600-c.200BCE)

건강과 행복
- 몸의 사용과 기능

여러분이 만약 복잡한 기구를 처음 사용하게 된다면, 아마도 안내책자를 먼저 읽을 것이다. 만일 이 단계를 경시한다면 작동 버튼을 눌렀을 때 기대대로 작동되지 않거나 오류에 빠질 것이다. 사람이 기구를 사용하는 방식은 기구의 기능성에 영향을 미친다. 그렇다면 여러분은 자신이 소유한, '자신'이라는 가장 중요한 기구의 사용법은 잘 알고 있을까? 인간은 교육으로만 되는 것이 아니다. 즉 우리들은 본능에 영향을 받는다. '만일 우리가 우리 자신이라는 중요한 기구를 잘 쓸 줄 모른다면, 우리의 기능성은 떨어질 수밖에 없다'는 것이 알렉산더의 또 다른 중요 원칙이다. 등을 다치거나, 호흡에 문제가 생기거나, 근육이 굳거나 관절이 닳거나, 혹은 우울해지거나 화가 치밀 수 있으며, 수많은 여타 질환을 겪게 된다.

알렉산더는 미숙아로 태어났으며, 성장해가면서 한 번에 수 주일동안씩 쉬어야 하는 고통스러운 시기를 겪었다. 20대에는 성대에 원인모를 만성적인 문제가 생겨 고민을 하기 시작하면서 놀라운 결과를 얻었다. 알렉산더 테크닉 연구 이후, (성대의) 만성적인 증상은 점차 사라지고 태어날 때부터 그를 내내 괴롭혀왔던 다른 여러 가지 문제와 질병들 역시 사라졌다. 알렉산더는 이것이 자신에게만 해당되는 일이 아니라는 것을 알게 되었다. 그가 이 기법을 다른 사람들에게 전했을 때, 그들 역시 알렉산더에게 호소했던 증상뿐 아니라, 전반적인 건강과 행복감이 증진되었다는 것을 발견했다. 그로 인해, 그는 우리가 스스로를 전인적으로 '다루는' 방식이 유기체로서의 기능성에 영향을 미친다는 것을 확신했다.

자기 자신의 사용법을 정확하게 배운다면 -알렉산더 테크닉의 기법을 적용하여-, 기능은 더욱 원활해질 것이고 그 과정 속에서 건강상의 다른 문제도 해결할 수 있을 것이다. 무의식적으로 스스로를 사용하고, 습관에 길들여진다면, 자신의 기능은 불완전해질 것이다. 예를 들면, 바르지 못한 자세로 컴퓨터를 오래 하면 척추에 무리가 올 수 있고, 몸속 장기에 불필요한 압박이 가해져 그 기능이 제 역할을 할 수 없다. 굳어진다는 것은 좋은 것이 아니다. 이것은 불필요한 압박을 만들어낸다. 여러분은 반드시 의식적인 방법으로 자신을 '사용하는 법'을 배워야 한다. 이제, 알렉산더 테크닉을 시도해보자.

일차적 제어(Primary Control)

잠시 4.5~5kg 됨직한 것을 무엇이든 찾아보자. 그리고 얼마나 무거운지 느껴보자. 그 무게가 바로 여러분 머리의 무게와 같다. 머리는 몸무게의 약 8퍼센트에 해당되며, 그것은 바로 척추 위에 얹어져 있다. 그 무게가 내려앉는다고 상상해 보라. 척추는 짓눌리기 시작할 것이다. 머리가 뒤로 당겨진다면, 균형을 잃고 말 것이다. 그런데 알렉산더는 이것이 바로 우리 대부분이 가지고 있는 습관이라는 것을 알았다. 즉 몸과 등의 근육이 수축되어 머리 무게가 뒤로 쏠리고, 척추 아래로 내리 누르는 것이다. 그는 이러한 습관적 근육 경직을 예방하는 방법을 개발하였다. 이것은 어린아이처럼 자연스러운 상태로 되돌릴 수 있을 뿐만 아니라, 보다 자연스럽고 덜 서구화된 생활양식을 영위하는 성인들에게서 찾아볼 수 있는 자연스러운 상태로 되돌리는 것이다. 그는 섬세하고 유연한 관계 즉, 머리, 목, 그리고 등의 섬세하고 유연한 메커니즘이 몸의 균형과 중심, 자유롭고 편안한 움직임과 최적화된 몸의 기능에 영향을 끼친다는 것을 알아냈다. 그는 이 원칙을 "일차적 제어"(primary control, 알렉산더 테크닉에서 가장 중요하고 기본적인 원칙이다.-역자 주)라 불렀다.

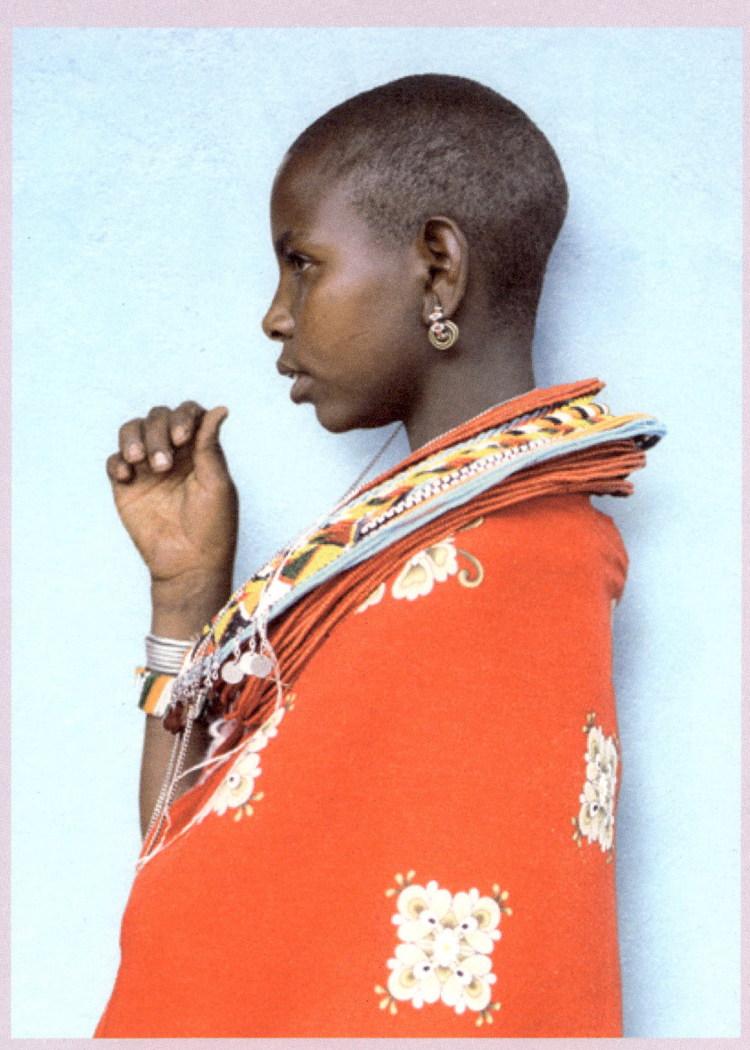

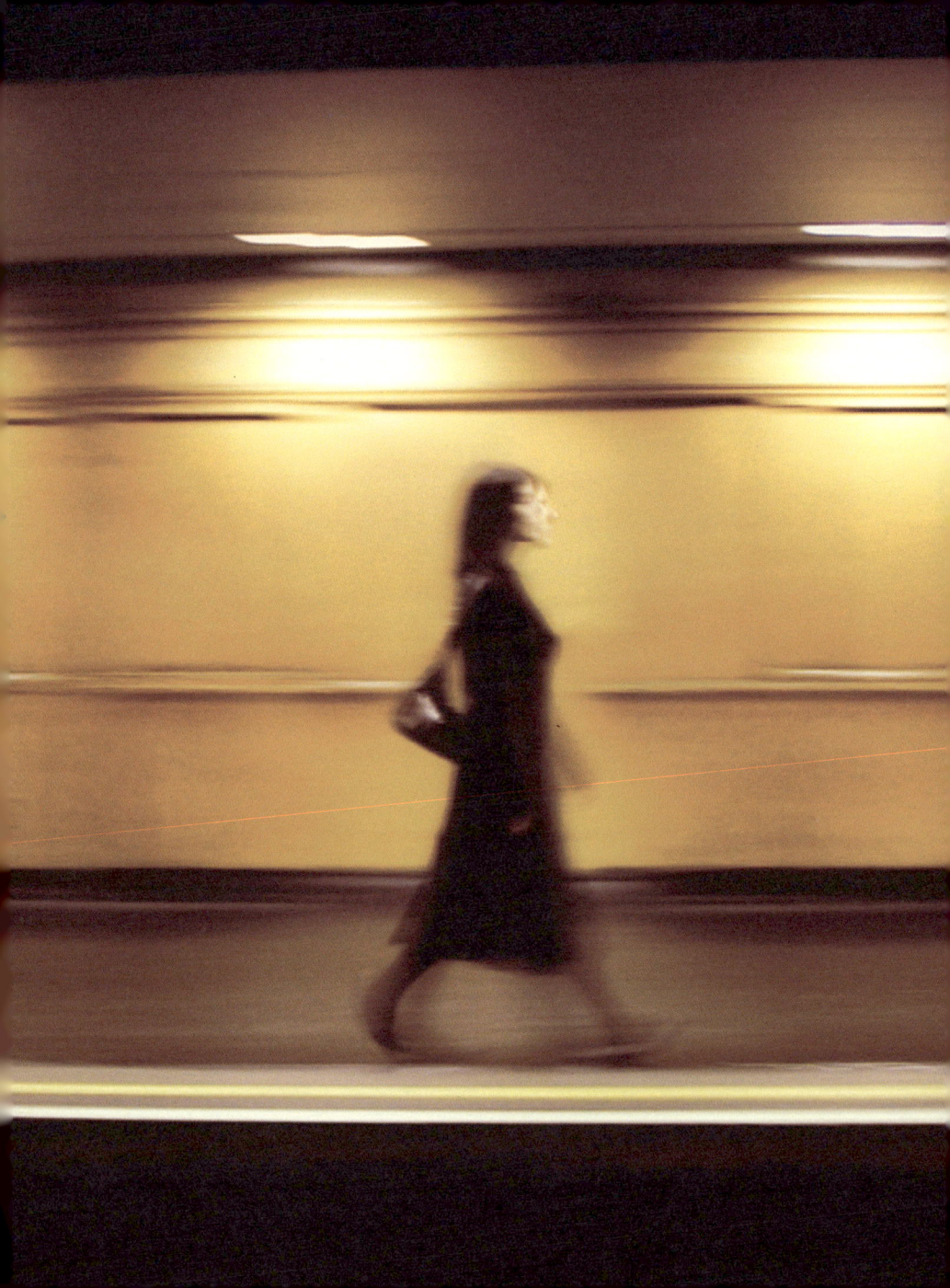

일차적 제어 경험하기

　이 연습은 머리, 목과 등 사이의 '일차적 제어' 관계가 어떻게 작용되는지 보여준다. 척추는 마치 빽빽한 용수철처럼 몸의 중심을 통해 늘어나야 한다. 척추를 내리누르는 압박을 피하기 위해 머리 무게는 반드시 몸통에서 최대한 위쪽으로 옮겨져야 한다. 의식적인 알림이나 또는 '지시어'로, 목과 등 근육의 불필요한 경직을 풀어 척추를 늘릴 수 있고 등을 쭉 펼 수 있다.

　근육에 주어진 '지시어'(자각을 일으키는 명령어)를 반복적으로 시도하라. "목이 자유로워지면 머리를 앞과 위쪽으로 들어올릴 수 있고, 척추가 늘어나며 등이 펴진다." 오직 지시된 것만을 마음에 그려야 한다. 그 외의 것들은 일어나지 않도록 하자. 수업에서는 여러분이 내적인 지시를 할 때, 알렉산더 교사가 자신의 손으로 근육의 습관적 긴장을 이완하도록 도와줄 것인데, 바로 이러한 이유로 알렉산더 테크닉 교육은 1:1로 이루어질 때 더욱 빠르고 큰 효과를 볼 수 있는 것이다.

생각과 말과 행동이 조화로울 때,
행복이 찾아온다.

마하트마 간디

(Mahatma Gandhi, 1869-1948)

부분이 아니라 전부가 중요하다.

독일 속담

제2장

문제점과 해결방법

알렉산더 테크닉의 원칙들은 인간의 보편적 문제들-우리 모두에게 보편적이며 우리의 잠재력을 실현하지 못하게 하는 문제들-에 해법을 제시한다. 알렉산더 테크닉의 창시자인 F. M. 알렉산더는 어려움을 보다 잘 조절할 수 있고 다양한 방법의 도전이 가능하도록 하며 직업, 건강, 감정 등에 이르기까지 많은 것에 영향을 미치는 생각과 행동의 방법을 개발했다.

알렉산더가 처음으로 인식한 문제점은 무언가의 행동을 (현재 내가 그 행동을 하고 있다는 것을) 항상 의식하며 하는 것은 아니라는 것이다. 그는 이것을 '감각적 인식의 오류' 때문이라고 생각했다. 다음으로 발견한 문제점은 습관적인 행동-몸을 다치게 하는 원인이 되는-이 새로운 행동방식보다 더 강한 자극을 준다는 것이다. 또 마지막으로, 목표에 도달하려는 강렬한 욕망이 문제가 됨을 깨달았다. 그 자신 역시 신중한 고려 없이 즉시 결과를 얻고 싶었던 것이다. 이러한 개념을 그는 "끝장보기(end-gaining)"라고 불렀다. 사실 우리 모두 늘 이러한 장벽들에 부딪히곤 한다.

이러한 문제를 피하거나 예방하기 위한 알렉산더의 해답은 '의식하는 것'이었다. 그는 이에 대한 방법적 기술을 "지시"와 "자제"로 불렀다. 이 장에서는 이를 비롯한 알렉산더 테크닉의 중요 원칙들과 알렉산더 테크닉의 방법적 기술을 논하고, 어떻게 그것을 실천할 수 있는가를 보여줄 것이다.

문제점과 해결방법

느낌이 다 정확한 것은 아니다
– 잘못된 감각 인식

그렇다. 우리는 정확히 앉거나 일어서는 행동을 '시험' 해보는 데 어려움을 느낀다. 알렉산더 테크닉의 핵심 원리는 우리가 느끼는 것들이 다 진짜는 아니라는 것이다. 이 이론을 시험해보기 위해 간단한 동작을 해보자. 친구 옆이나 거울 앞에 서서 발을 골반 넓이만큼 벌리고 눈을 감는다. 두 팔을 들어 어깨로부터 앞으로 펴서 지면과 평행이 되도록 쭉 뻗어보자. 제대로 되었다는 느낌이 올 때까지 기다린다. 자, 이제 눈을 뜬다. 팔이 예상한 곳에 있는가? 아니면 조금 벗어났는가? 한 쪽 어깨나 팔이 다른 쪽보다 올라가거나 더 앞쪽으로 뻗어있지는 않은가? 어깨로부터 똑바로 쭉 뻗어 바닥과 평행이 될 때까지 자신의 팔을 조정하거나 친구의 팔을 조정해보자. 어떤 느낌인가? 중심을 잃어버리거나 균형을 잃었다고 생각하는가? 그저 실수였다고 생각하는가? 알렉산더는 이러한 부정확한 느낌을 "잘못된 감각 인식" 이라고 불렀다.

알렉산더는 거울을 통해 자신을 관찰함으로써 잘못된 감각의 인식을 발견했다. 그는 자신의 근육을 굳거나 위축시키는 강한 습관을 가지고 있었고, 그것이 그를 다치게 한 습관이라는 것을 알아냈다. 특히 척추를 내리누르는 머리의 무게와 목의 긴장이 몸을 상하게 하는 경향이 있다는 것을 확인했다. 그래서 그와 반대로 하기로 굳게 결심하고 머리를 위로 늘이는 습관을 들이려고 했다. 그가 제대로 했다고 느끼고 거울을 보았을 때 놀랍게도 그는 여전히 머리를 아래로 당기고 있음을 알았다. 그가 다른 사람들을 관찰하고 가르치기 시작하면서 이런 잘못된 인식이 어느 정도 원인임을 알았다. 어떤 행동을 한다고 생각하면서도 실제로는 다른 행동을 할 때가 있는 것이다.

    이런 개념에 대한 이해는 우리가 행동을 하며 느끼는 '불편감'에 영향을 끼친다. 우리의 느낌이 정확하다는 것은 사실 잘못된 것이다. 그것은 마치 잘못된 나침반을 이용해 길을 찾는 것과 같다. 알렉산더 교사와의 간단한 실습은 미덥지 않은 감각의 불안정한 삶에서 깨어 있는 길을 찾는 데 도움을 줄 수 있다.

원하는 것을 얻기
- 지시

몸을 자연스럽게 움직이고 보다 잘 움직일 수 있기를 원하는가? 그러기 위해서는 근육의 긴장이 사라지도록 해야 한다. 왜냐하면 긴장은 자연스러운 몸의 풀림, 몸의 중심, 몸의 균형을 방해하는 원인이기 때문이다. 알렉산더가 제시하는 '지시'는 오직 이를 위한 방법이다.

이것을 이해하려면, 근육이 기능을 수행하기 위해 어떻게 긴장하는가를 알아보는 것이 도움이 될 것이다. 예를 들어보자. 물건을 들어 올릴 때, 팔 위쪽의 이두박근이 물건을 들라는 신호를 전달받는다. 이 때 근육은 상승하는 긴장에 반응해 길이를 수축시키고 아래팔을 올리도록 한다. 움직이려는 근육의 요구에 긴장은 증가한다. 그렇기 때문에 근육을 풀기 위한 또 다른 직접적 시도는 긴장과 압박을 만든다. 의도와는 다른 역효과가 나는 것이다. 그래서 알렉산더는 간접적인 방법을 사용한다. 근육을 자연스럽게 풀어주고 몸의 중심을 잡기 위한 이 간접적 방법을 '지시'라고 한다.

이것은 몸에 의식적인 지시어를 내려 보내는 것이며, 그런 다음 무의식적인 체계가 행동을 하도록 한다. 우선 교육자의 직접적인 (손으로 이루어지는) 교정이 필요하다. 그렇지 않으면, 알렉산더가 깨달았듯이, 우리가 긴장을 풀었다거나 온 몸을 폈다고 생각했을 때, 사실 그 반대로 하고 있는 것인지도 모르기 때문이다.

   자신을 한 척의 배라고 생각해보자. 의식은 함교 위의 선장이고, 잠재의식인 뇌와 신경체계와 근육은 선원이다. 선장은 명령을 내리지만, 모든 것을 혼자감당하며 운항할 수 없기 때문에, 일의 실행은 선원들이 담당하게 된다. 이와 마찬가지로 여러분이 의식적으로 신체를 움직이고 싶다면 이를 표현하고 그대로 행할 수 있게 된다. 목 근육의 긴장을 풀어주어 머리로 척추를 내리 누르지 않게 하고 싶다면, 일부러 이완이 되도록 만드는 것은 좋지 않다. 이것은 기실 근육이 더 열심히 일하도록 신호를 보내는 것이기 때문이다. 근육이 일을 적게 하도록 명령할 것이 아니라, 노력 자체를 덜 해야 한다. '멈추려면' 덜 하면 된다. 그러면 근육은 자연스레 더 이상 노력하지 않게 되고 수축된 근육은 펴지면서 머리는 목적한 대로 긴장이 풀린다.

지시 경험하기

움직임에 있어 '지시'의 원리를 알고 싶다면, 비슷한 체격을 가진 누군가와 함께 이 운동을 해보자. 보통 정도 높이의 평범한 의자(소파 제외)에 앉아서 상대방을 자기의 앞에 서도록 한다. 상대방은 여러분의 손목을 잡고 발쪽으로 너무 강하거나 빠르지 않게 부드러우면서 조심스럽게 당겨준다. 여러분은 당기는 힘에 버티지 말고 무엇을 하면 좋을지 상대방에게 알려달라고 부탁한다. 자, 이제 같은 동작을 다시 한 번 해보는데, 이전에 당겼던 것과는 달리 여러분 신체가 매우 무겁고 굳어있다고 조금 시간을 내어 먼저 상상해보라. 움직이지 말고 단지 그렇게 생각만 하자. 상대방에게 이전에 당겼을 때보다 얼마나 더 힘이 드는지 물어보라. 자신의 움직임에 조금 더 불편감을 느꼈는가?

이 동작을 반복하는데, 이번에는 자신이 놀랍게 가볍고 민첩하다고 잠시 상상해보자. 자신의 등이 길고 넓게 펴진 채 머리가 위로 들려지면서 발바닥으로부터 몸이 세워진다고 상상해본다. 이전에 당겼을 때보다 얼마나 더 쉬워졌는지 상대방에게 물어보자. 여러분 자신에게는 그것이 얼마나 더 편안한가? 차이점을 모두 경험할 수 있도록 역할을 바꾸어 보라. 차이점은 무엇인가? 그것은 바로 여러분이 했던 생각이다.

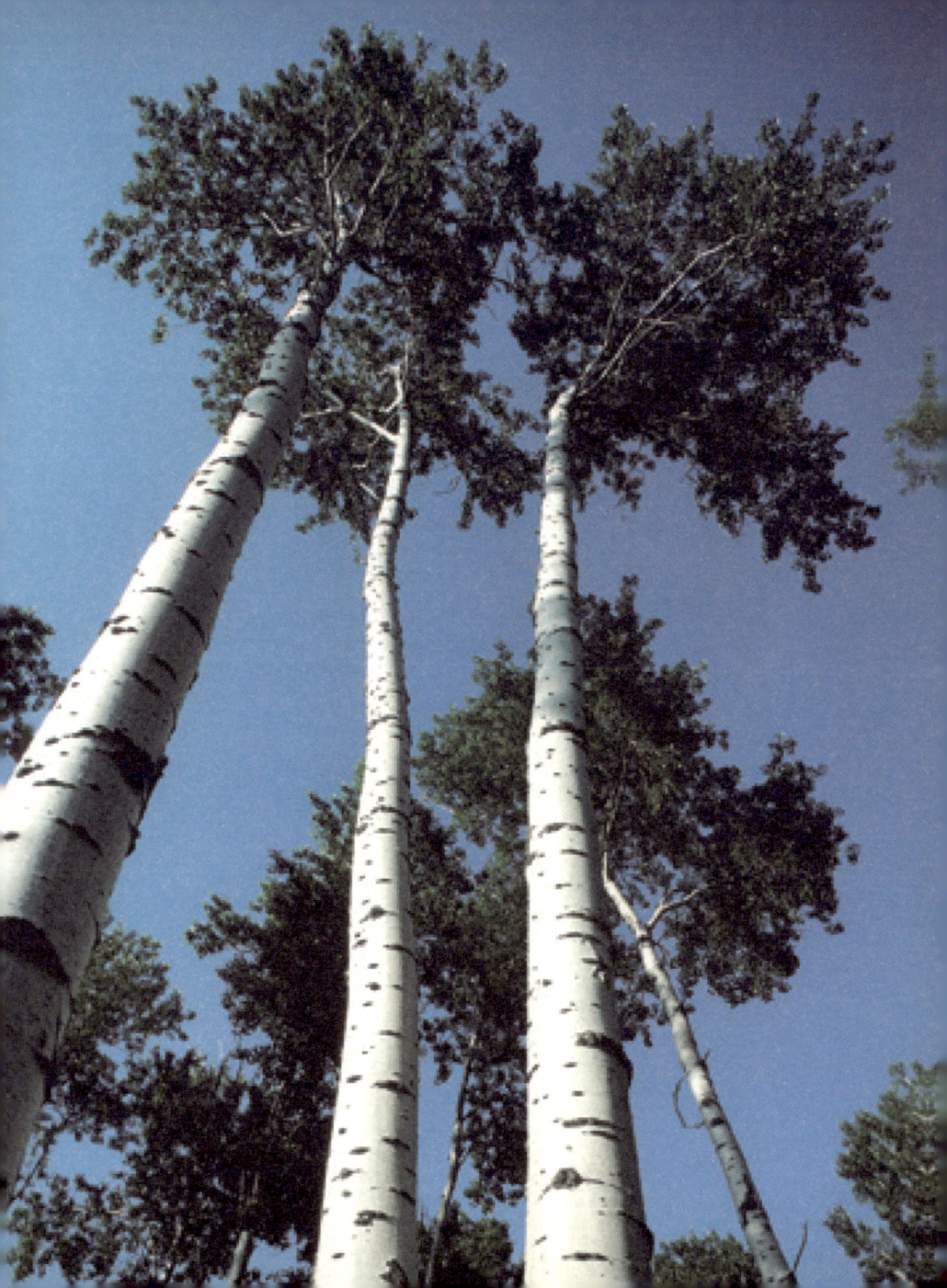

습관의 힘

　(하루에) 얼마나 자주 앉고 서는가? 혹은 말하기 위해 몇 번이나 입을 벌리는가? 걸음은 몇 걸음이나 걷는가? 또는 무엇을 집기 위해 몇 번이나 몸을 구부리는가? 물론 셀 수 없이 많을 것이다. 하지만 당신은 이런 것들에 대해 얼마나 자주 생각해 보는가? 아마 대다수의 사람들처럼 매우 드물 것이다.

　이런 습관들은 여러분이 (그리고 정말 많은 사람들이) 너무 자주 해왔기 때문에 무의식적으로 절로 강해져왔다. 이런 습관은 의식하며 하는 것은 아니지만 너무나 많은 근육들이 이로 인해 긴장하게 되며 힘을 쓰게 된다. 우리는 매우 단순한 동작에서조차 필요이상의 힘을 쓰곤 한다.

　바로 지금 여러분 손에 주목해보라. 이 책을 손가락으로 가볍게 잡고 있는가, 꽉 붙잡고 있는가? 발은 어떤가? 바닥에 딱 붙이고 있는가, 아니면 의자근처에서 굳어 있거나 꼬고 있는가? 발가락은 신발 안에서 꽉 쥐어 있는가? 이렇게 주목하기 전까지 이런 행동 혹은 다른 습관을 의식하면서 하고 있었는가? 불행히도 아닐 것이다. 그리고 바로 그것이 습관이 가지는 문제점이다. 습관적인 행동을 우리는 모르고 하고 있다. 그보다 더 나쁜 것은 습관의 상태가 오히려 옳거나 혹은 편안하다고 우리의 의식이 왜곡하는 것이다. 심지어 다칠 지도 모르는데 말이다. 습관적인 '버릇'은 너무나 강하고 또 옳다고 느껴지기 때문에 그 어떤 새로운 행동방식보다 우리에게 강력한 영향을 미친다. 습관은 우리가 알고 있는 최선이고 그래서 습관에 의존하지 않는 행동은 미지의 곳에 첫 발을 디디는 것과 같다.

   알렉산더 테크닉 강의는 익숙한 세계에서 떨어져 나와 실제적으로 생각하는 방법을 익히게 해주기 때문에 근육의 습관을 바꾸게 한다. 알렉산더 교사들은 과도한 (근육)긴장의 습관 없이 매일 쉽게 움직이는 방법을 체감할 수 있도록, 수업 중 손을 이용한다. 그 시간에 학생은 교사의 의식적 명령어나 지시어를 보다 효과적으로 근육에 재인식하도록 한다. 우리는 이렇게 안내된 감각적 경험을 통해 익숙하지만 부상의 위험을 주는 습관을 비껴갈 수 있는 방법을 배우고, 새로운 만족과 긍정의 세계로 한 걸음 나아가도록 한다.

무의식적 습관 경험하기

알렉산더 테크닉은 어쩌면 여러분이 자신의 무의식적인 습관을 의식할 수 있는 최초의 경험이 될 지도 모르겠다. 먼저 거울 앞에서 두 팔을 느슨하게 떨어뜨리고 선다. 그리고 팔짱을 낀다. 팔의 위치가 어떻게 되었는지 확인해본다. 보통 한 손이 다른 팔 위에 놓이고 다른 손은 반대편 팔 아래로 밀어 넣어진다. 본인에게 편한 팔짱끼는 방법을 미리 머릿속으로 그려보자. 다시 팔을 늘어뜨린다. 이제 그와 반대 방법으로(위로 올라갔던 손이 아래로 내려가고, 아래에 있던 손이 위로 올라가도록) 팔짱을 껴보자. 정말 반대로 팔을 바꾸었는지 확인한다. 어떤 느낌인가? 어색한가? 불균형한가? 단지 잘못된 느낌인가?

다시 습관대로 팔짱을 껴보자. 그것이 얼마나 손쉬운지 얼마나 익숙한지 확인하라. 사실 생각해 볼 필요도 없을 것이다. 그리고 다시 습관적이지 않은 방법으로 해보자. 이것은 익숙한 자세에 의식적인 자각을 하게 만들고, 해부학적으로 동일한 팔임에도 불구하고 자세가 잘못되었다는 느낌을 갖게 만든다. 무의식적인 습관은 모든 행동에 강한 영향을 미친다.

무의식적 습관 경험하기

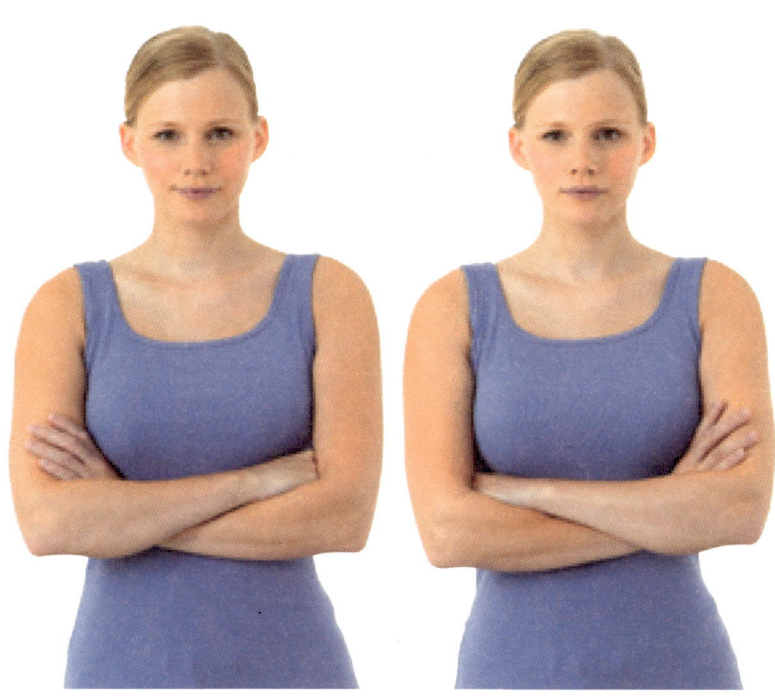

어린 아이처럼 반응하기
- 자극과 반응

    무엇이 여러분의 가슴을 뛰게 하고 도전하게 만드는가? 아무리 수영이 즐거운 일이라도, 아직 헤엄칠 줄 모르는 사람들에게 바다에서의 수영은 공포일뿐이다. 왁자지껄한 군중들 앞에서 무대에 선다는 것은 어떤 이들에게는 악몽과 같다. 어떤 이의 스트레스가 다른 이에게는 즐거운 자극이 된다는 것은 스트레스나 자극이 그 자체로서는 가치중립적이라는 것을 증명한다. 괴로움을 만드는 것은 바로 자극에 대한 우리의 태도인 것이다.

    동물들이나 아주 어린 아이들은 자극에 대해 본능적, 혹은 무의식적으로 반응한다. 매력적인 것을 보면, 그들은 별다른 노력을 하지 않고 매우 느긋한 기분으로 그것들을 향해 움직인다. 그들에게 어떻게 움직일까 하는 생각 따위는 필요치 않다. 아무런 방해도 받지 않는 편안한 움직임은 자극에 효과적으로 반응한다. 그들은 스스로를 자연스럽게 '사용하는 것'에 방해하지 않는다. 그러나 점차 나이가 들면서, 자신의 자연스러운 사용법에 방해가 되는 자극에 대한 반응의 패턴과 습관을 발전시켜간다. 자극에 반응할 때, 자신을 사용하는 방법에 있어 부모, 형제를 모방하거나 멋있어 보이는 방식을 취하기도 한다. 책상 앞에 앉는 자세,

운동 연습이나 다른 습관적인 행동들로부터 생긴 부상이나 감정적인 압박감, 긴장된 근육 습관 역시 우리가 자극에 반응할 때 영향을 미친다. 그리고 습관과 반응의 패턴은 깊이 새겨진다.

결국 우리가 생각, 요구, 혹은 필요와 같은 자극에 대한 반응으로 움직이고, 말하고, 생각할 때, 우리는 본능과 습관으로 행동한다. 즉 이것에는 필연적으로 과도한 노력이 들어간다. 이런 일이 매일 온종일 일어날 때, 문제가 생긴다. 알렉산더는 본능적인 반응이 더 이상 우리를 제대로 이끌지 못하는 원인은 그것이 우리로 하여금 자극에 대하여 습관적으로 반응하게 만들기 때문이라고 가르쳤다. 그는 우리가 우리의 반응에 지시해서 습관적인 반응을 막은 후, 적절한 행동 과정을 의식적으로 생각할 필요가 있다고 보았다.

이렇게 어렵게 얻은 선택적 반응은 감정적인 삶에도 영향을 미친다. 어떠한 요구를 받게 되었을 때 "아니오"라고 말하지 못하고 얼마나 자주 "네"라고 동의해버리는가? 알렉산더 기술은 자극과 반응 사이에 적절한 거리 두는 방법을 가르친다. 여러분은 여전히 "네"라고 말할지 모른다. 그러나 어떻게 반응할 것인가에 대해 선택권을 가지게 된다. 여러분의 반응은, 다시 한 번, 어린아이와 같이 습관에 방해받지 않을 수 있다.

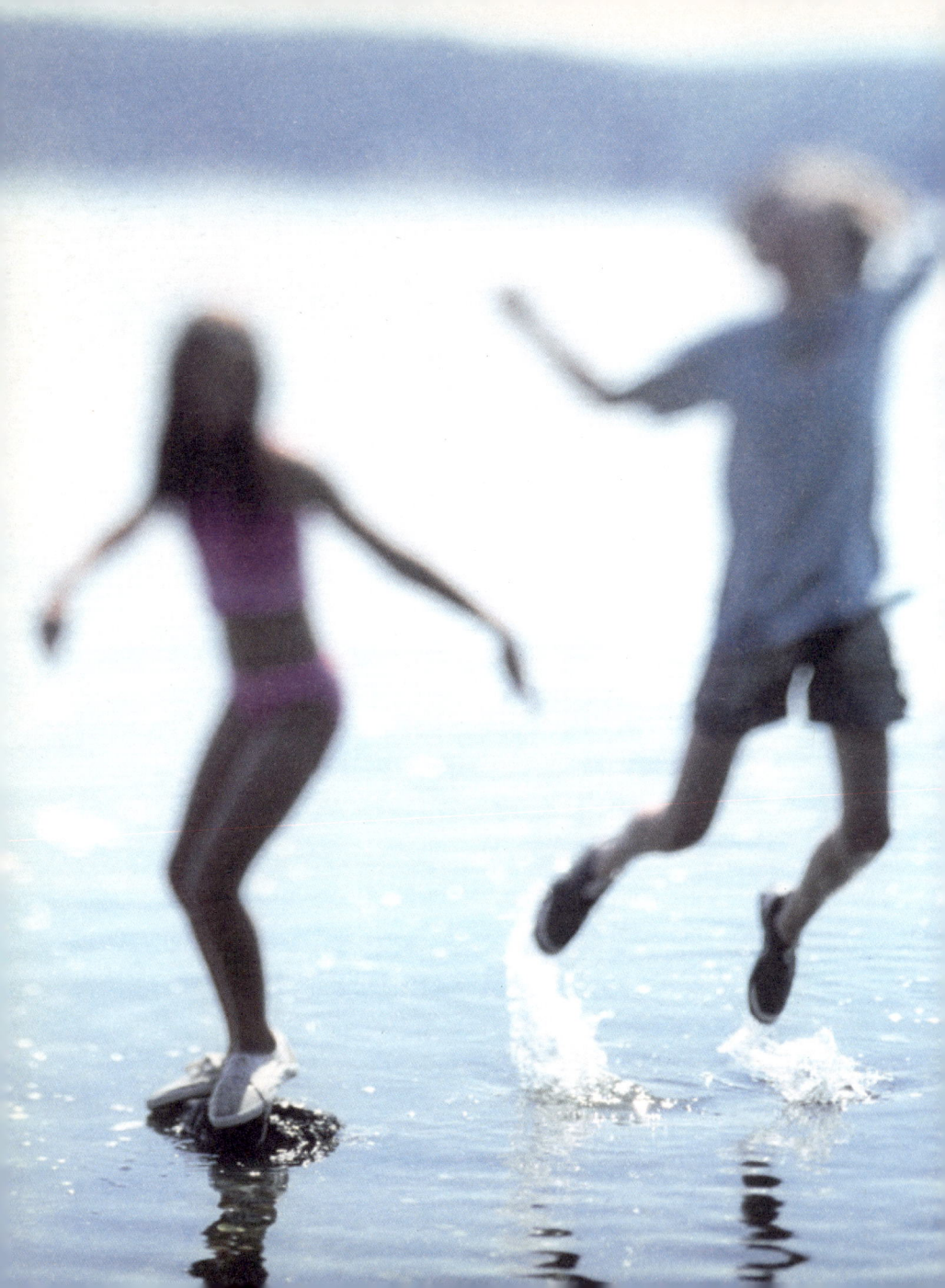

영감을 주는 말

진정한 위인은 아이처럼 천진하다.

중국 속담

세련의 극치는 단순함이다.

레오나르도 다빈치
(Leonardo Da Vinci, 1452-1519)

싸우거나 도망가기

우리는 위험에 직면했을 때 가장 강력하고 잠재적인 상처를 입는다. 위험에 직면하는 상황에서, 인간을 포함해, 동물들은 싸울 것인가 도망갈 것인가의 반응을 보인다. 즉, 몸은 아드레날린(에피네프린)을 분비하고, 심장박동이 증가하고 혈액은 근육을 부풀리기 위해 이동해서 혈압은 상승한다. 이러한 반응들은 위험에 직면할 때 유용하다. 야생동물이나 속도를 빠르게 올리는 자동차처럼, 이러한 반응은 우리로 하여금 싸우거나 도망가는 것을 준비시키기 때문이다. 그러나 이러한 생리적인 반사로 나타나는 공포반응이, 마감에 쫓기거나, 교통체증에 걸리거나 또는 전화가 끊임없이 울려대는 것처럼 평범하고 일상적인 상황으로 지속될 때는 유익하지 않다. 많은 사람들이 일상의 스트레스에 부적절한 공포 반응을 보이며 그래서 무의식적 불안감의 상태인 채로 살아간다. 조금의 스트레스만 더해져도 균형을 잃고 공황상태가 되거나, 혼란과 격노에 휩싸이게 된다. 알렉산더 테크닉의 원리를 자극에 적용한다면, 스트레스의 요인으로부터 일정 거리를 유지하고 좀 더 균형 잡힌 반응을 할 수 있게 될 것이다.

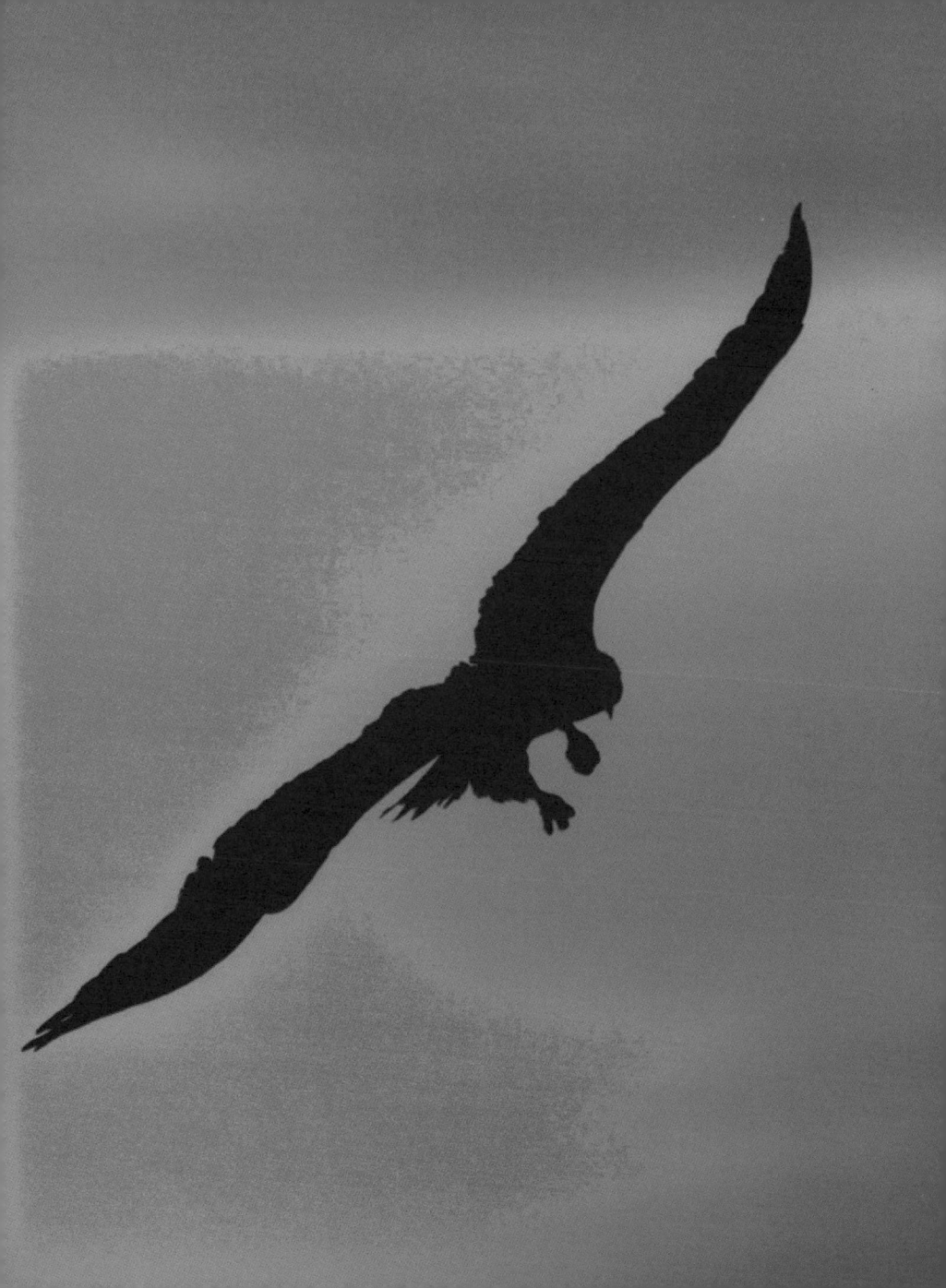

긴장과 이완
- 중심잡기(the middle way)

  많은 사람들이 근육의 긴장이 나쁜 것이라고 믿지만, 몸은 근육의 긴장 없이는 발전하지 못한다. 문제는, 긴장하는 일을 마치고도 그 긴장상태가 지속될 때 생긴다. 알렉산더 테크닉은 몸의 큰 근육들의 지속적이고도 과도한 긴장이 몸의 형태를 비뚤어지게 하고, 균형을 무너뜨리며, 척추와 관절부를 눌러 압박하고, 과도한 마모를 유발하며, 저항을 가중시킨다고 가르친다.

  알렉산더 테크닉을 이해하기 위해, 움직임에 영향을 주는 근육의 두 가지 주요 유형을 아는 것이 도움이 될 것이다. 우리는 피부 아래 근육이라는 '옷'을 입고 있다. 이것을 운동 근육이라고 부르자. 운동 근육은 꽤 크고 강하며 들어 올리고, 밀고, 당기고, 차고, 달리는 행위에 적합하다. 하지만 지구력이 별로 없으며, 짧고 갑작스러운 행동에는 잘 맞지만 쉽게 피곤을 느낀다. 안으로 더 깊게 들어가면, 특히 뼈대와 척추, 관절 주위에 또 다른 근육군이 있다. 이것을 지지 근육이라고 부르자.

  지지 근육은 운동 근육만큼 강하지는 않지만, 거의 무한대의 지구력을 가지고 있으며 피로감 없이 지속적으로 움직일 수 있다. 지지 근육은 아래로 당기는 중력의 힘 속에서 섬세하고 균형

있게 몸을 바로 세우는 기능을 한다. 그래서 이것을 '반 중력' 근육이라고도 한다. 알렉산더 테크닉에서는 운동 근육의 과도한 습관적 긴장이 이 지원 근육에 장애를 주고 기능을 막는다고 가르친다. 중력으로 인해 두 가지 결과가 나타날 수 있는데, 그것은 바로 쓰러지거나 운동 근육을 이용해 서 있는 것이다. 당연히 우리는 두 번째를 선택하지만 운동 근육은 쉽게 지치기 때문에, 큰 근육의 긴장을 풀고 이완할 때 지지 근육은 별로 사용하지 않고 몸을 그저 중력에 내맡기게 된다.

알렉산더 테크닉을 이해하지 않은 사람들은 두 가지 건강하지 않은 상태 사이에서 움직이는 경향이 있다. 똑바로 서있기 위해 큰 근육으로 버티고 있거나 이완 속에서 '무너지는 것'이 그것이다. 알렉산더 교사들은 운동 근육의 불필요한 긴장을 푸는 법과 반 중력 근육을 제자리에 놓는 법을 가르치며, '지시'(38쪽-39쪽 참조)의 기술을 이용하여 반 중력 근육이 깨어나도록 자극을 받는 동안 굳어진 운동 근육을 풀어지도록 한다.

중심잡기 경험하기

몸의 반(反)중력 상태인 근육의 지지는 똑바로 서 있기 위해 근육을 강하게 하는 것과 '이완' 하여 무너지는 것 사이에서의 중도를 필요로 한다. 여러분은 다음과 같은 실용적인 방법으로 '중심잡기'를 경험할 수 있다. 딱딱한 의자의 앞쪽에 앉아 똑바른 자세로 버티고 있어 보자. 그런 다음 자리에서 일어나면서 행동을 하거나 숨을 쉬는 데 있어 긴장이 얼마큼 자신을 압박하는지 느껴보라. 이제 다시 앉아서 모든 긴장감을 내려놓자. 등이 뒤로 구부정해졌는가? 상체에 압박감이 느껴지는가? 숨쉬기가 더 편해졌는가? 이러한 극단의 자세들 어느 것도 바람직하지 않다는 것을 의식하자.

편안하게, 의자 앞쪽으로 몸을 구부려 머리가 바닥을 향하게 해보자. 목에 힘을 뺀다. 천천히 척추를 펴고 똑바른 자세로 돌아오자. 머리는 반드시 마지막으로 세운다. 반듯하게 세우자마자, 머리가 천장을 향해 이완하고, 몸통은 척추로부터 확장된다고 계속 생각해 보자. 이것을 통해 반 중력이 느껴지는 '중심잡기'를 경험할 수 있다.

중심잡기 경험하기

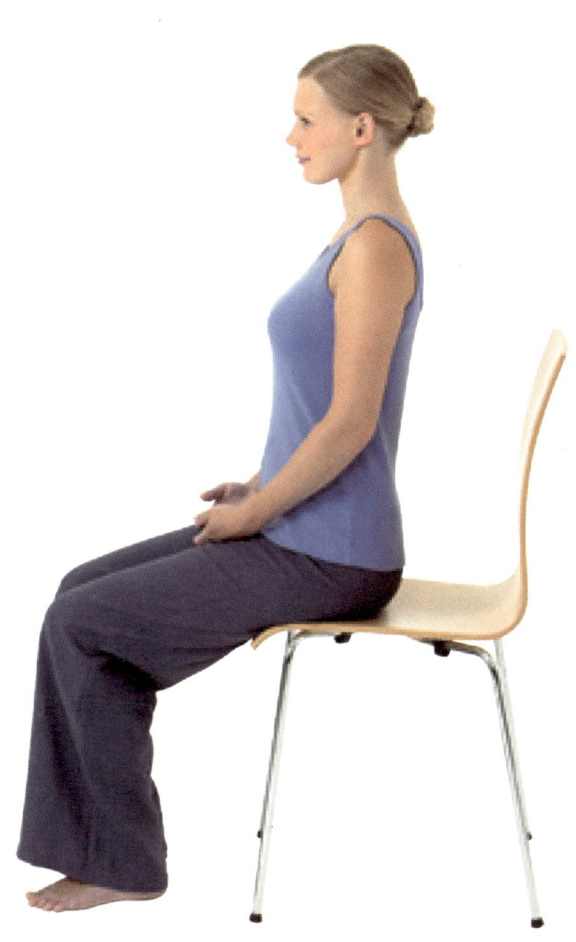

버릴수록 얻는다
- 자제

알렉산더 테크닉을 배우면서 우리는 자극에 대해 습관적으로 일어나는 불필요한 긴장을 예방하거나 자제하도록 노력한다. 알렉산더 테크닉은 독특한 자신만의 긴장 상태를 알아차리는 데 도움이 된다. 이를 위해 다음과 같은 실제적인 운동을 시도해보자. 평범한 의자에 앉는다. 의자에 자리를 잡은 후, 천천히 일어나며 무슨 일이 일어나는지 의식적으로 관찰해본다. 다리가 뻣뻣해지며 발바닥이 지면을 밀치고 있는가? 아마 팔은 앞쪽으로 흔들릴 것이고 어깨는 긴장으로 올라갈 것이다. 또 목은 움츠러들고 머리는 뒤로 당겨질 것이다.

여러분이 알아차린 이러한 긴장은 여러분 자신이 일어설 때 생기는 습관적 반응이다. (모든 자극에 그러하듯) 우리 각자는 자극에 대한 개인적인 반응 체계를 가지고 있다. 하지만 이러한 경직되는 습관들은 불필요한 것이다. 습관적인 경직은 잠재적으로 몸을 다치게 하는 압박감을 만들어 내고, 그로 인해 움직임은 더욱 힘들어지게 된다. 알렉산더 테크닉은 이러한 경직의 습관을 예방하는 법과 좀 더 쉽고 자연스럽게 움직이는 방법을 보여준다. 우리는 이러한 예방법을 "자제"라고 부른다. 이 용어는 부정적인 것이 아니니, 무의식적인 심리적 억제라고 생각하지 않도록 하자. 자제는 어떤 일이 생길 때 원하지 않는 어떤 것이 일어나지 않도록 예방한다는 의미이다. 이 기법은 '지시'(38쪽-39쪽 참조)와 함께 사용된다.

우선 예를 들어, 앉거나, 일어서거나, 말하는 것과 같은 소망이나, 필요성, 또는 어떤 일을 하고자하는 목적이 생긴다. 보통 우리는 이런 목적에 대해 습관적 또는 무의식적으로 행동하게 된다. 뇌의 잠재의식부터 근육에 이르기까지 깊게 밴 이러한 습관은 원치 않는 경직을 발생시킨다. 알렉산더 테크닉은 이러한 일련의 습관 행위를 '자제'시키는 방법을 가르치고, 동시에, 특히 머리와 목, 등을 포함한 신체 전반적인 이완을 가능케 하는 의식적 지시의 방법을 보여준다. 그런 후에 자연스러운 움직임이 따라오게 된다.

자제의 핵심은 깨어있는 것이다. 자신의 습관에 주의집중하며 우리가 어떤 일을 하고 있는 중이라는 사실을 깨달을 때까지 말이다. 의식적으로 깨어난다는 것은 변화의 가능성을 가져다준다. 이것은 알렉산더 테크닉이 의식적인 행동을 덜 할수록 더 많은 것을 얻을 수 있는 실제적 도구라는 것을 의미한다.

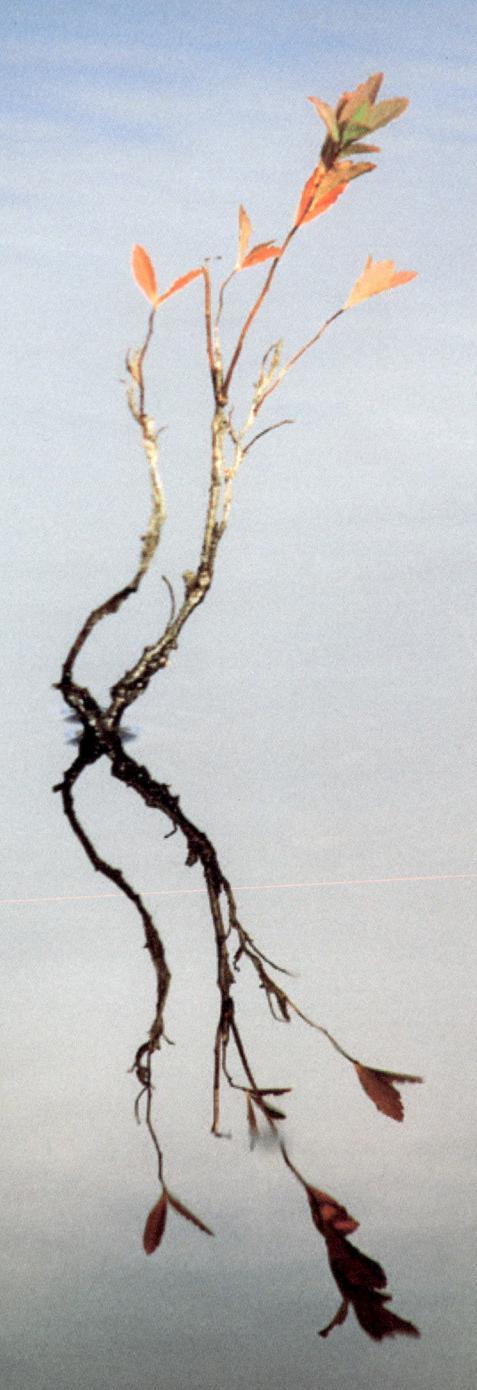

영감을 주는 말

잘못을 멈추려는 것,
바로 그것이 옳은 것이다.

F. M. 알렉산더

(F. M. Alexander, 1869-1955)

무엇이 잘못인가 아는 것이 지혜의 첫째요,
무엇이 진실인가 아는 것이 그 둘째다.

락탄티우스

(Lactantius, c.240-c.320CE)

목적 달성하기
- 끝장보기

"그냥 하는 거야", "일단 하는 거야" 같은 강령이 보여주는 소비문화는 우리를 성급하게 행동하고 반응하게 하며, 목적을 위해서라면 그 어떤 대가를 지불해도 된다는 당위성을 부여하고, 목적에 이르는 과정을 살피지 않고 눈앞의 결과에 연연하게 만든다. 약 100 여 년 전, 알렉산더는 이미 이러한 세계적인 경향을 확인한 바 있는데, 오늘날 더욱 빨라진 삶의 속도는 이러한 문제를 심화시키기만 했다. 알렉산더는 이런 습관을 "끝장보기(end-gaining)" 라고 불렀고, 알렉산더 테크닉은 이렇게 원하는 것을 당장 얻으려는 욕망을 자제하는 방법을 가르친다. 그 과정에서 우리는 결과의 질이 과정의 질과 연관되어 있다는 것을 발견하게 된다.

알렉산더 교사들은 여러분이 앉고, 서고, 물건을 드는 것과 같은 습관적 행동을 보여줄 때, 이러 저러한 '끝장보기' 습관을 그만둘 수 있도록 도와줄 것이다. 이것은 건강과 행복에 악영향을 끼칠 수 있는 끝장보기 습관이 장기화되는 것을 여러분이 깨달아 미연에 방지하기 위함이다. 미래에 있는 것들을 당장 손에 넣기 위해 노력하기보다는 현재에 더욱 충만한 삶을 살 수 있게 된다.

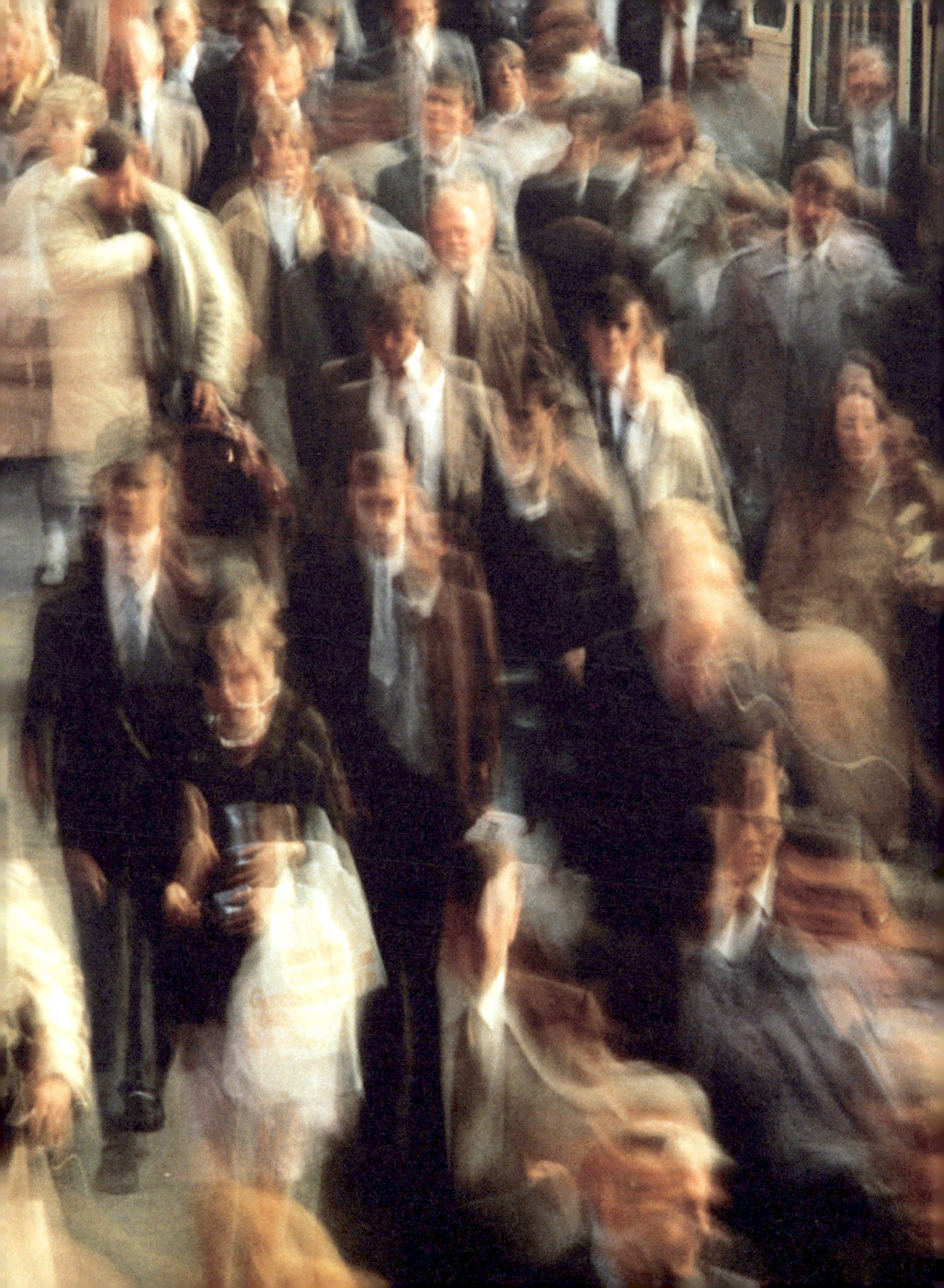

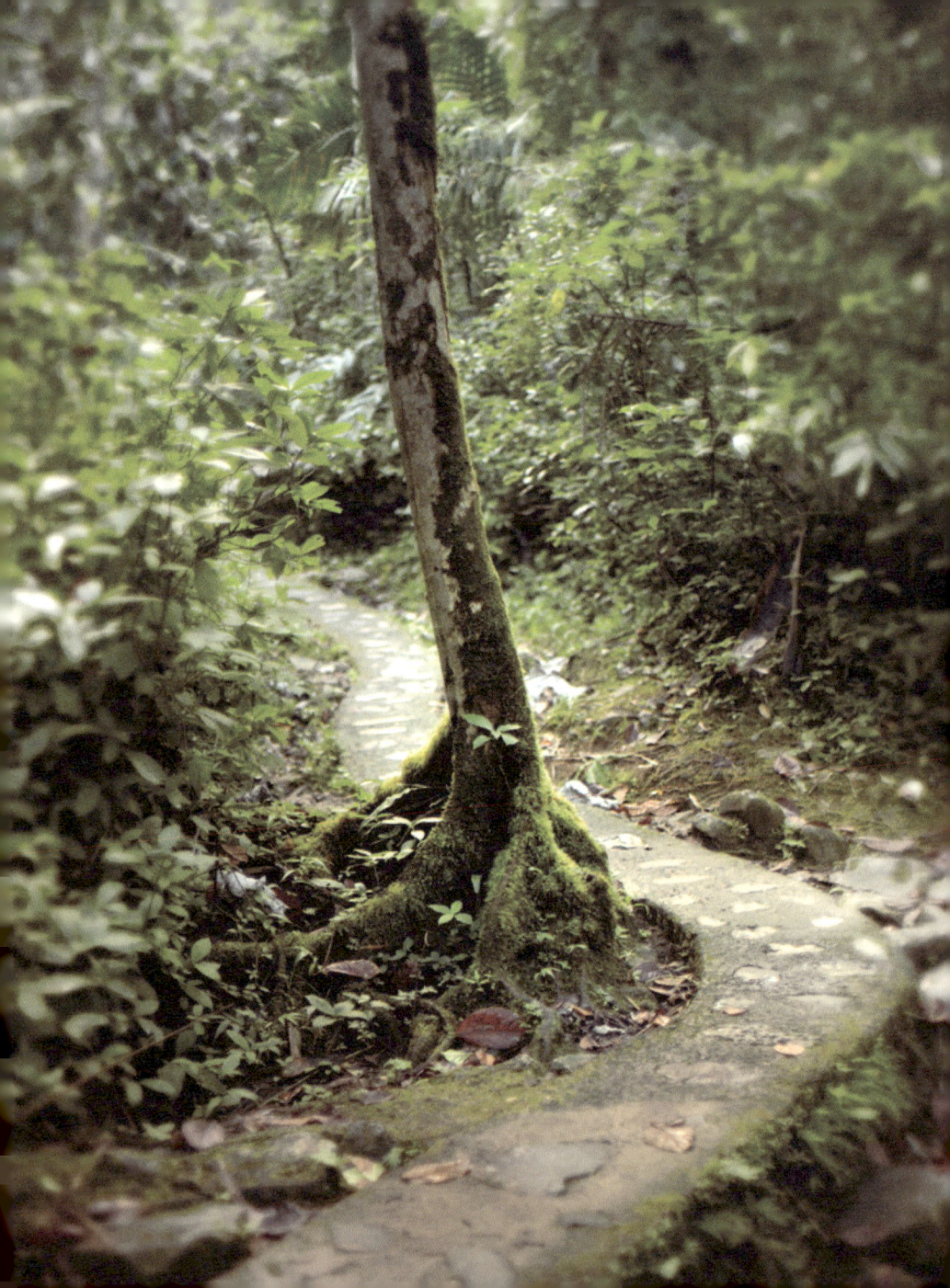

결과가 아닌 과정

　현재에 집중하는 연습은 많은 철학들의 핵심사상이다. 이 사상들은 지난날의 습관적 덫에 걸려있거나 확신 없는 앞날의 꿈에 젖어 있는 것보다, 바로 이 순간 생각과 행동이 깨어있을 것을 요구한다. 아마 명상체험과 같은 수련으로 현재에 집중하기 위해 일상생활에서 자신을 떨어뜨려 볼 것을 요구받을 지도 모른다.
　알렉산더는 난해한 방법이 아닌 모든 행위에 직접적으로 적용할 수 있는 탁월한 방법을 발전시켰다. 여러분이 자신을 '사용'하는 데 의식적으로 주의를 기울인다면, 심지어 가장 단순한 일에서조차 현재에 충만해질 연습의 기회가 되는 것이다. '지시'(38쪽-39쪽 참조)와 '자제'(56쪽-57쪽 참조)의 기술을 사용함으로써 여러분은 자신의 몸을 상하게 하는 습관적 긴장으로부터 자유로워져 지금 이 순간에 보다 충만해지고 인식의 장은 보다 넓게 펼쳐질 것이다. 이렇게, 알렉산더 테크닉은 여러분이 미래에 자신이 원하는 결과를 얻는 것보다는 현재에서 완전하게 살도록 한다.

인내하라,
무엇보다 자신을 견뎌내라.
자신의 불완전함에 용기를 잃지 말라,
당장 그 부족함을 고쳐라.
그리고 매일 이것을 다시 시작하라.

성 프란치스코 드 살

(St. Francis de Sales, 1567-1622)

여행은 삶이 당신에게 주는 보상이다.

중국 격언

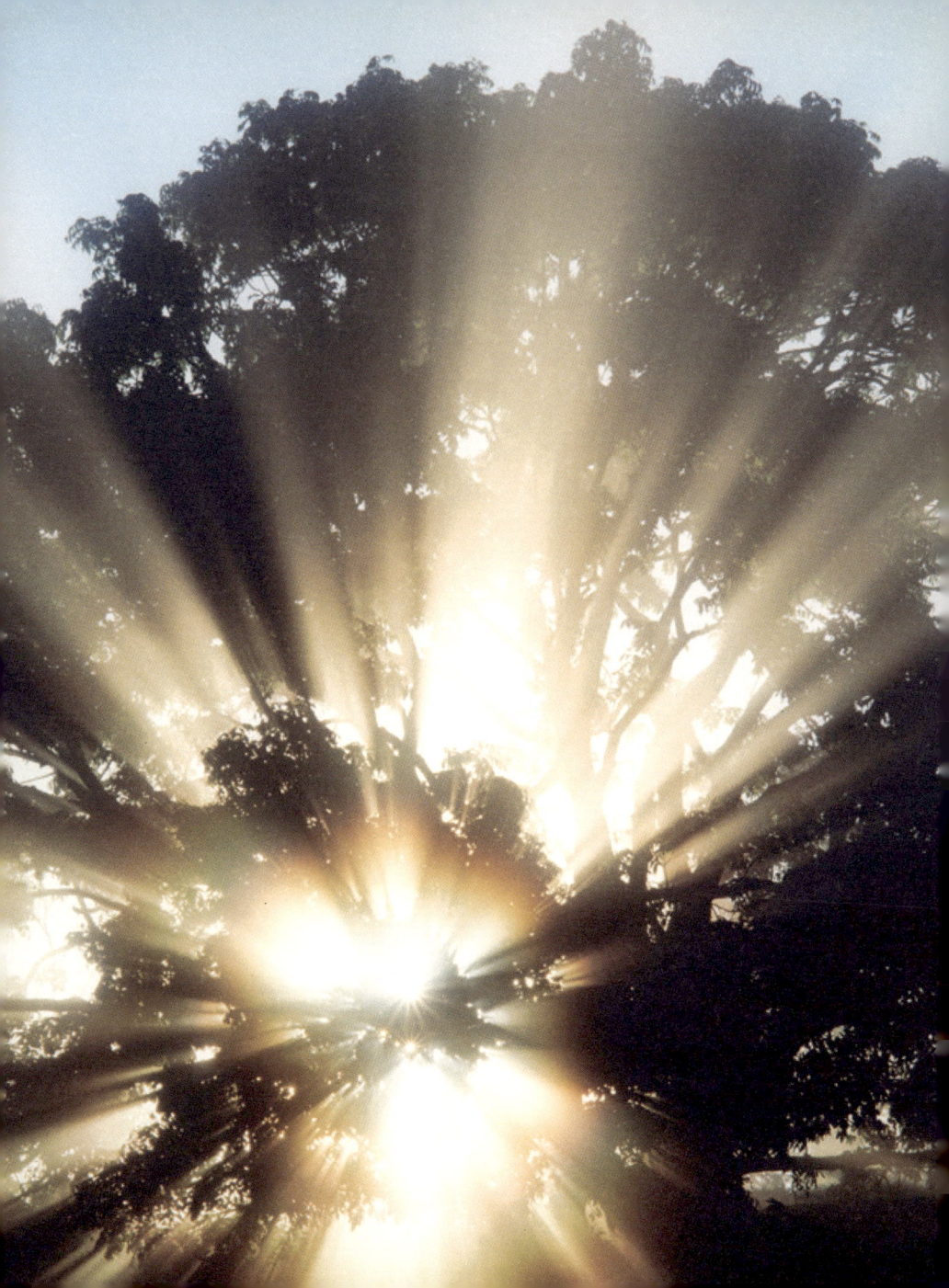

제3장

왜 알렉산더 테크닉인가?

알렉산더 테크닉의 기술을 배우고 적용하는 이유는 여러분 삶의 모든 면을 끌어 올릴 수 있기 때문이다. 이러한 주장이 다소 지나치게 들린다면, 알렉산더 테크닉이 무엇을 가르치는지 주목해보자. 알렉산더 테크닉은 몸과 마음을 어떻게 자각할 것인가에 대한 방법을 가르쳐주고, 이러한 요소들이 전체적으로 작용하도록 유도한다. 그러므로 여러분의 모든 면 즉, 여러분의 동작 방식에서 사고방식에 이르기까지 좀 더 효과적인 기능이 가능하도록 배울 수 있다. 당연히, 사람들은 삶 전체를 변화시키기 위해 알렉산더 테크닉을 찾지는 않는다. 많은 사람들은 특별한 이유, 가령 굽은 등과 같은 증상들이 나타날 때 자신의 상태를 호전시킬 수 있는 방법의 일환으로 알렉산더 교사에게 특정한 의료 자격증이 없음에도 불구하고 그들을 찾는다. 또 다른 사람들은 스포츠나 연주와 같은 특정 활동의 기술을 강화하기 위해 교사를 찾는다. 어떤 사람들은 스트레스 해소, 에너지 축적 또는 미래에 발생할 문제를 예방하기 위해 레슨을 시작한다. 알렉산더 테크닉을 찾는 이유는 우리 각각의 성격만큼이나 다양하다. 제3장에서는 알렉산더 테크닉이 다양한 환경에서 이것들을 어떻게 해결하는지를 보여줄 것이다.

통증의 감소와 예방

많은 알렉산더 교사들은 학생들이 이 테크닉을 배우는 최초의 동기가 통증 때문이라고 보고한다. 통증은 큰 계기가 되고, 실제로 많은 사람들이 어딘가 아프기 시작하기 전까지는 건강 문제에 대한 인식을 하지 않는다. 통증은 종종 우리의 몸이 주의를 끌기 위해 외치는 일종의 외침인데, 흔히 한 부분의 징후, 또는 일상적으로 굳어진 증상이 일반적이다. 많은 사람들이 이 고통을 무시하거나 쉬는 것으로 반응한다. 그런 다음 다시 그 문제를 일으킨 행동으로 돌아간다. 이것은 알렉산더 테크닉의 접근 방식이 아니다.

알렉산더 테크닉의 관점에서 보자면, 대부분의 목과 등의 통증은 장기간 근육 긴장의 결과로 통증 치료의 관점에서 볼 때 강력한 흔적의 기록이다. 연결부위의 고통과 장애의 범위가 포함되는 허리 통증이 그 대표적인 예이다. 요추의 불필요한 굴곡과 압박으로 인한 허리 통증은 몸의 큰 근육들의 습관적인 과도한 수축이 원인일 것이다. 휴식은 일시적으로 고통을 완화시킬 수 있지만 그 원인이 되는 습관적인 경직은 없앨 수 없다. 알렉산더 기법은 이러한 경직을 원상태로 되돌리는 방법을 보여주고 온 몸을 자연스럽게 풀어준다. 이렇게 자연스러운 자세를 회복하면 고통이 사라진다. 보다 더 중요한 것은 문제의 원인을 사라지게 하는 것이다. 단순히 병리적 증상이 아니라 고통의 원인에 초점을 맞춘 알렉산더의 관점은, 건강과 행복에 대해 더 많은 증상만을 찾으려는 접근방식을 가진 다른 치료법들과 구분된다.

만일 오랜 기간 만성적인 통증으로 고생하고 있다면, 알렉산더 교사를 만나기 전에 의사를 먼저 만나보아야 한다. 그리고 비록 알렉산더 테크닉을 통해, 통증을 일으키는 습관이 빨리 변화되고, 원래의 상태로 돌아가는 기간이 고통을 일으켰던 과거의 기간만큼 오래 걸리지 않더라도, 고통은 하룻밤 사이에 사라지지 않을 것이라는 것을 인식하자. 알렉산더 테크닉의 첫 번째 레슨 중 하나는 불필요한 근육의 긴장을 풀어주고 머리, 목, 허리를 재조정하는 방법을 보여주는 것이다. 이 과정에서 고통스런 증상의 근본원인을 완화시킬 수 있다.

예방이 치료보다 낫다. 일찍부터 이 테크닉을 공부한다면, 고통이 시작되기 전에 자신을 잘 다루는 법을 배울 수 있기 때문에 피할 수 없는 삶의 근심거리를 수월하게 피해갈 수 있다.

균형과 자세의 개선

학생들은 종종 자세를 개선하기 위해 알렉산더 테크닉을 시작한다. 하지만 무엇이 '좋은' 자세인가? 일반적인 지침으로, 반듯하게 서서, 어깨는 펴고, 배를 넣으라는 것이 있다. 몸을 세우는 '정확한' 자세에 대한 개념은 보편적인 것 같다. 그러나 알렉산더 교사는, (이렇게) 몸을 고정된 자세로 세우는 방법은 불필요한 압박과 몸의 체계를 긴장시키는 즉, 근육의 노력을 지나치게 요구한다는 것을 보여준다.

많은 사람이 대부분 '좋은' 자세라고 말하는 것에 내재되어 있는 긴장상태를 경험하기 위해, 똑바로 서서, 전통적인 열병자세를 취해보자. 또는 자신이 사교계 데뷔를 준비하기 위해 머리 위에 책 더미를 얹고 떨어뜨리지 않으려 한다고 상상해 보라. 이제 걸어본다. 이러한 '좋은' 자세가 자신을 똑바로 세우는 것에 도움이 되는가, 아니면 방해가 되는가? 움직이기 전에 대부분의 긴장을 없앨 수 있는지 관찰해 보라. 자신의 호흡은 어떠한가? 몸은 움직이도록 설계되어 있기 때문에, 고정된 자세와 동작은 서로 양립할 수 없다. 행동의 개념을 알기 위해 동물이나 아이의 움직임을 관찰해 보자. 그들은 일부러 몸을 세우지 않는다. 그들은 자연스러운 균형을 유지하되 고정된 자세를 유지하지는 않는다. 균형은 자유로움, 균형점, 일치점을 찾아 움직일 준비가 되어 있는 것이다. 이것은 바른 자세를 위해 허리를 경직시키는 것이 아니다. 알렉산더 테크닉은 여러분이 몸을 움직일 때 몸 전체의 협동성과 이동성에 있어서 자연스럽고 올바른 자세와 자연스러운 균형을 회복하는 실용적인 방법을 가르친다. 이 테크닉은 자연스러움을 방해하는 경직성을 어떻게 자각적으로 풀 수 있는가를 가르친다. 이것이 주는 이득 중 하나는 다른 사람들이 여러분의 개선된 자세를 알아차린다는 것이다. 하지만 여러분이 진짜로 얻는 것, 또는 회복하게 되는 것은 자연스러운 균형이다. 어린 아이처럼 습관적인 긴장에 방해를 받기 전과 같은 자유로운 균형 말이다.

우리는 마음의 상태가 몸의 태도에 반영된다고 직관적으로 이해한다. "기분이 가라앉다" 또는 "어깨에 세상 짐을 지고 있다" 등의 표현을 생각해보자. 몸의 긴장을 없애는 것을 배우고 자연스러운 균형을 성취하면 보다 균형 잡힌 삶의 정서를 갖게 된다.

균형 경험하기

여러분이 교사와 함께 협력할 때, 그것이 비록 비언어적인 정보일지라도, 이러한 연습의 특징은 알렉산더 교사가 학생과 함께 자연스러운 균형을 되찾는 데 있다. 엉덩이 넓이만큼 발을 벌리고 서서 팔은 편안하게 옆으로 늘어뜨려 보자. 발아래의 지면을 충분히 느껴보라. 땅을, 그저 지구 중심으로 넘어지려는 여러분을 막는 대상으로 생각하지 말고, 여러분을 들어 올리는 능동적인 힘으로 상상하자. 최대한 집중하며 땅이 여러분의 발바닥을 부드럽게 밀어올리고 있다고 생각하자. 의식적으로 스트레칭하며 몸의 관절 부분에 공간을 만들어본다. 발목, 무릎, 엉덩이와 척추 그리고 가장 위쪽까지.

자연스럽게 회복된 팽창감을 가지고, 자유롭게 움직여 보라. 산책을 하는 것이 어떨까? 매력적인 사물에 눈을 맞추고 그것을 따라가 보라. 몸을 움직이면서, 몸의 중심으로부터 팽창감을 느껴보라. 의식적인 생각의 결과로써 몸이 가벼워지는 것을 느끼게 될 것이다. 교사가 손을 써서 도와줌으로써 이것은 강화되고 속도가 붙는다.

균형 경험하기

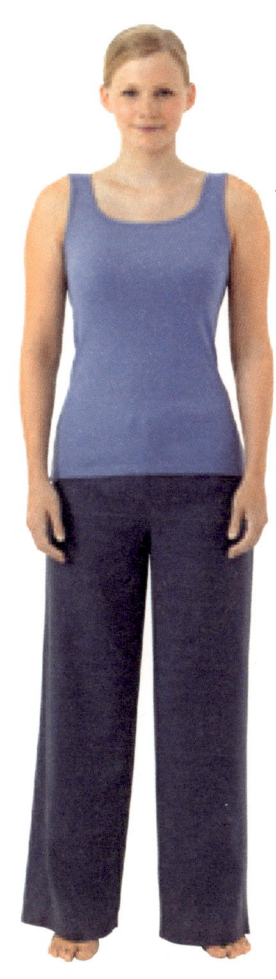

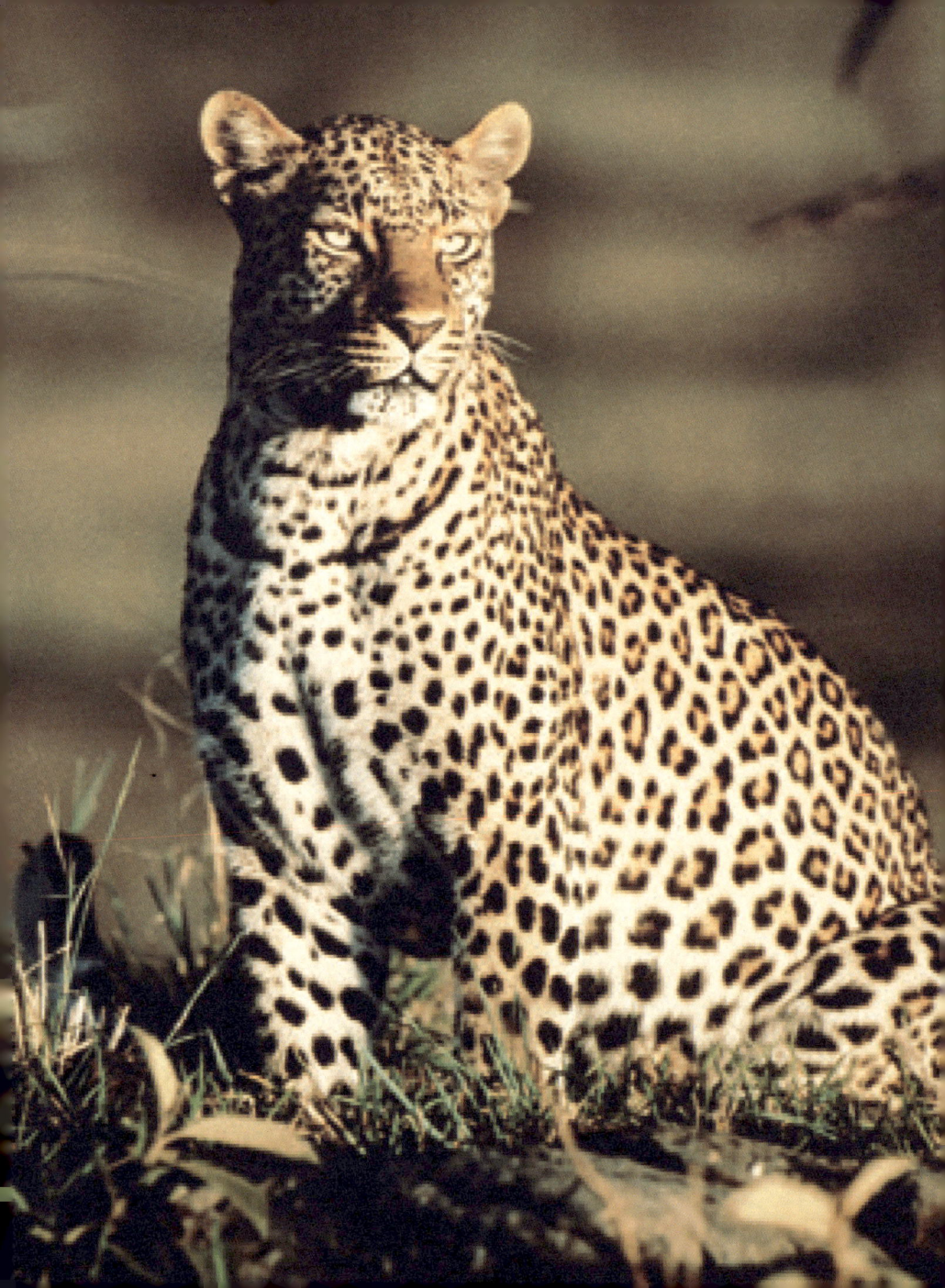

영감을 주는 말

균형을 가질 것, 현명해질 것, 자기 자신이 될 것,
바로 오늘.

랄프 왈도 에머슨

(Ralph Waldo Emerson, 1803-1892)

우아함은 영혼의 내적 조화에 대한 외적 표현이다.

윌리엄 해즐릿

(William Hazlitt, 1778-1830)

긴장 완화

　많은 사람들이 육체적인 긴장과 스트레스를 편히 쉬는 것으로 푼다. 비록 명상이나 마사지로 근심을 덜고 경직을 완화시킬 수는 있지만, 근육이 경직되는 습관자체를 변화시키지는 못한다. 긴장된 근육을 완화하는 기법은 알렉산더 테크닉의 핵심이다. 게다가 여러분이 알렉산더 교사와 함께 작업한다면 신체적 긴장과 정신적 스트레스 사이에는 차이가 없다는 것을 배우게 될 것이다. 신체와 정신이 분리 되지 않기 때문에 따로 완화할 필요가 없는 새로운 습관에 길들여진 근육은 정신적인 -심지어 영적인- 고민을 감소시킨다.
　알렉산더 테크닉의 원칙을 적용하여 근육의 습관과 그것으로 인한 정신적 불안을 원래대로 되돌리는 것은 좋은 순환과정에서부터 시작된다. 고요한 마음을 가지면 스트레스로 인한 경직이 감소되고, 긴장과 근심의 습관적, 정신적 반응을 완화하여 걱정과 팽팽한 긴장의 원인을 멈출 수 있을 것이다. 무엇보다, 생활에 직접 이 기법을 적용하는 것이 긴장 완화 클래스를 찾아 따로 참여하는 것보다 낫다.

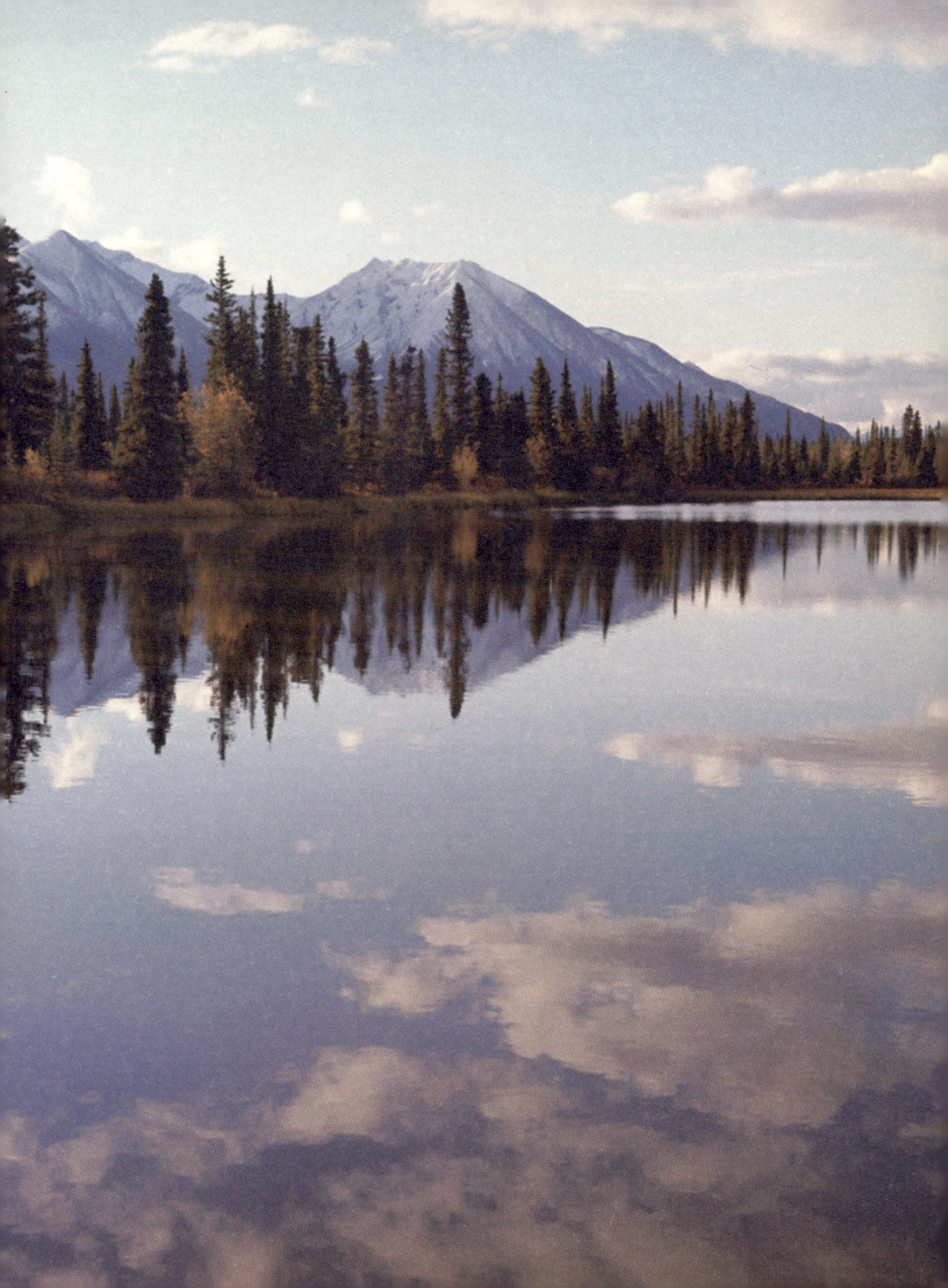

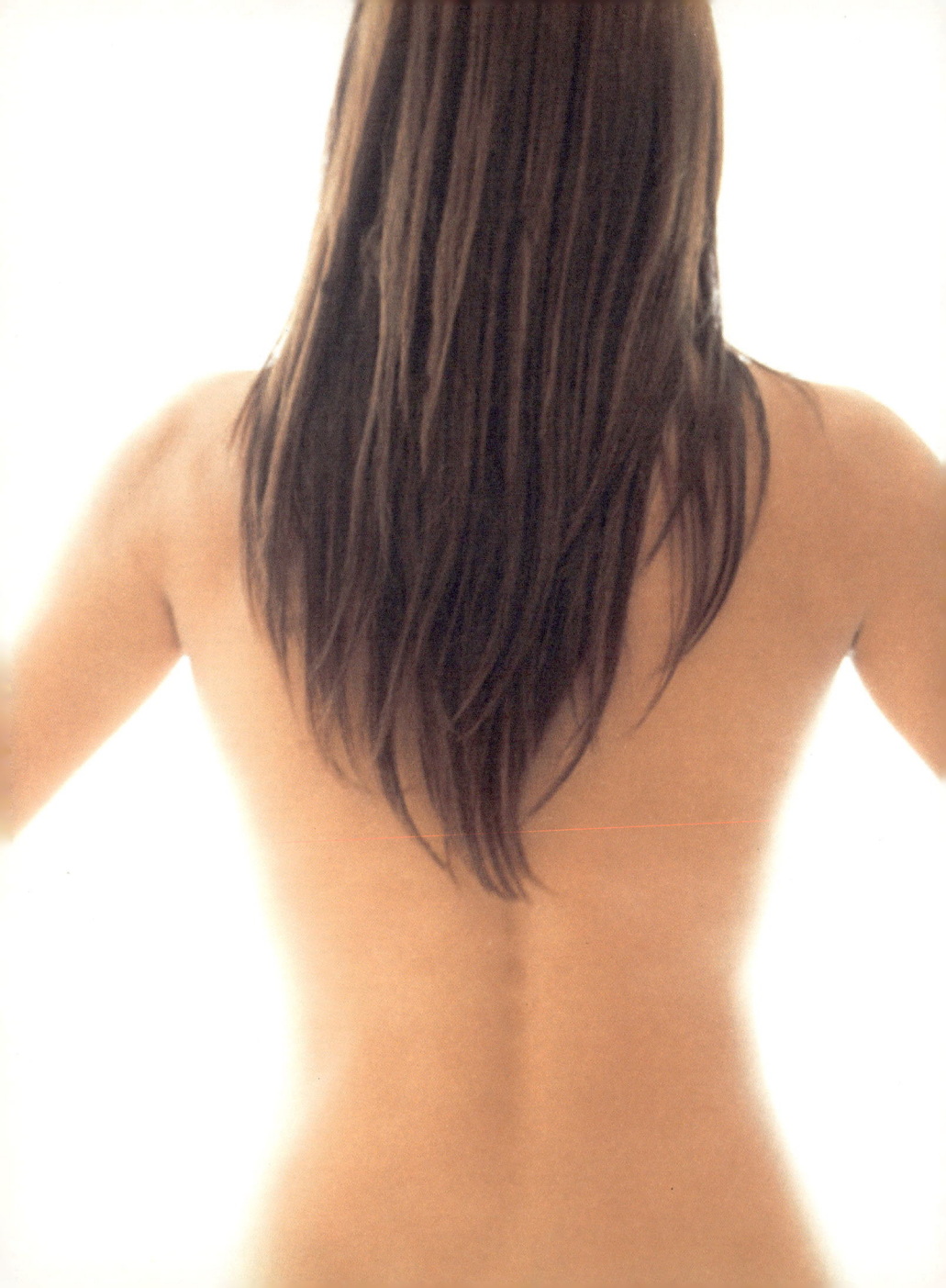

허리의 강화

허리 통증은 만연해 있는 증상으로, 바로 이 문제 때문에 많은 사람들이 알렉산더 교사를 찾는다. 하지만 교사들은 어떠한 증상보다는 사람의 전체를 살펴본다. 그들은 학생들의 다양함 속에서도 '공통점'에 주목한다. 허리의 통증을 겪는 이들은 바로 이런 부분에서 허리의 힘이 중요한 조정 요소라는 사실을 알게 될 것이다.

무엇이 허리를 강하게 만들까? 튼튼하게 발달된 근육일까? 아니다, 이것은 근육수축의 원인이 될 뿐이다. 대단히 유연한 척추일까? 아니다, 이렇게 되면 충분히 버틸 힘이 없게 된다. 척추란 굳지도 흐물거리지도 않는, 단단하게 잘 늘어나는 용수철이라고 생각해야 한다. 알렉산더 테크닉은 어떻게 단단하고도 유연한 근육이 척추를 고르게 지지하여 효율적인 기능을 수행하는지 보여준다. 의식적인 생각으로 과도한 긴장을 풀 수 있다면, 고르게 균형 잡힌 몸의 중심부를 용수철처럼 늘릴 수 있다. 그러면 허리 통증으로부터 자유로워질 뿐만 아니라 힘과 균형 및 지구력까지 얻게 된다.

운동효과의 극대화

운동은 여러모로 유익하다. 즉 순환과 호흡이 좋아지며, 즐거운 취미생활에 참여하고 자신에 대한 만족감을 느낌으로써 심리적 유익까지 얻게 된다. 운동은 몸과 마음이 맞물릴 때 가장 효과적이다. 그렇게 된다면 기술은 더 빨리 습득되고, 보다 좋은 성과를 얻을 수 있으며, 부상은 최소화될 수 있다. 알렉산더 테크닉의 원칙을 적용하면 여러분은 분명히 마음에 몰두할 수 있다. 알렉산더 교사들은 긴장하는 몸의 습관을 되돌리기 위해 마음을 함께 사용하도록 하므로, 여러분은 활동하는 동안, 가능한 한 자유롭게 자신의 전부를 쏟아야 한다.

알렉산더 테크닉은 일과 학업 때문에 운동으로부터 단절되어 앉아서 생활하는 이들과 체육관에 다니거나 운동 수업에 참여함으로 건강을 개선하려는 이들에게 특히 더 유익하다. 목을 경직시키는 습관을 가지고, 머리 무게로 척추를 내리 누르면서, 몸의 전반적인 조화로움에 방해받고 있는 자신의 모습을 상상해 보라. (우리 대부분이 그러하며 또 대부분의 시간을 그렇게 보낸다.) 운동할 때에는 이런 습관이 사라지는가? 불행히도 아니다. 사실은 더 많이 움직일수록 습관은 더 과장되려는 경향을 보인다. 자, 이제 건강을 위해 체육관에 가는 자신을 상상해보자. 여러분은 체중이 불었거나 허리에 통증이 있을 지도 모른다. 체육관에 가서 다양한 기구들을 이용하는 것으로 운동을 시작하여, 토닝(toning) 수업을 받고 역기 등을 이용한 근력 운동을 할 것이다. 하지만 매우 단순한 동작을 할 때조차도 굳거나 근육이 수축되는 등의 무의식적인 습관은 변하지 않는다. 사실, 더 나빠진다. 체육관의 기구를 이용하거나 수업을 들을 때마다 여러분 자신의 방식을 통한 노력과 압박은 증가한다. 근육은 인상적으로 발달하겠지만, 결국 그로 인해 여러분은 유익을 얻을까? 손해를 입을까?

어떤 스포츠든 이와 같은 질문이 가능하다. 골프, 테니스, 축구, 사이클링에 이르기까지 오랜 기간 유형화되고 지속된 불필요한 긴장의 기술로 어디에서 운동의 성과가 방해받는지, 피해의 원인이 될 수 있는지에 대해 같은 질문을 할 수 있다. 운동 자체로는 아무런 잘못된 점이 없다는 사실을 명심해야 한다. 다만 나쁜 습관으로는 운동하지는 말아야 한다는 것을 분명히 해야 한다. 특히 알렉산더 테크닉의 작업방식이라면 더더욱.

운동선수의 기량 향상

　높은 성과를 이룬 많은 스포츠인들은 자신만의 중요한 운동 도구, 즉 바로 자신을 자연스럽게 잘 사용할 줄 안다. 이런 '사용'은 종종 본능적이거나 무의식적인 것으로, 그들은 어떻게 작동되는지 모르고 단지 그냥 할 뿐이다. 그 외 다른 운동선수들은 스스로를 잘 사용하지 못하더라도 절대적인 의지와 결심으로 (간혹 부상을 대가로 지불하며) 성공한다. 두 부류의 스포츠인 모두 알렉산더 테크닉을 배우면 유익을 얻을 수 있다.

　설명되지 않는 기술력의 손실이 운동선수에게 불시에 닥쳤을 때, 그들이 가진 고유한 기술의 근본을 알지 못한다면, 이를 다시 회복하는 것이 매우 어려워질 것이다. 하지만 알렉산더 기법은 의식적으로 적용될 수 있어, 운동선수들이 잃어버린 기술력을 회복할 뿐 아니라 매번 성과를 유지하고 향상시킬 수 있다.

　굳은 의지와 노력의 힘으로 성공한 운동선수들 역시 알렉산더 테크닉으로 부상을 피하면서도, 이전의 성과나 더 나은 결과를 위해 그간 지불했던 노력을 보다 덜 해도 된다는 것을 발견하게 된다.

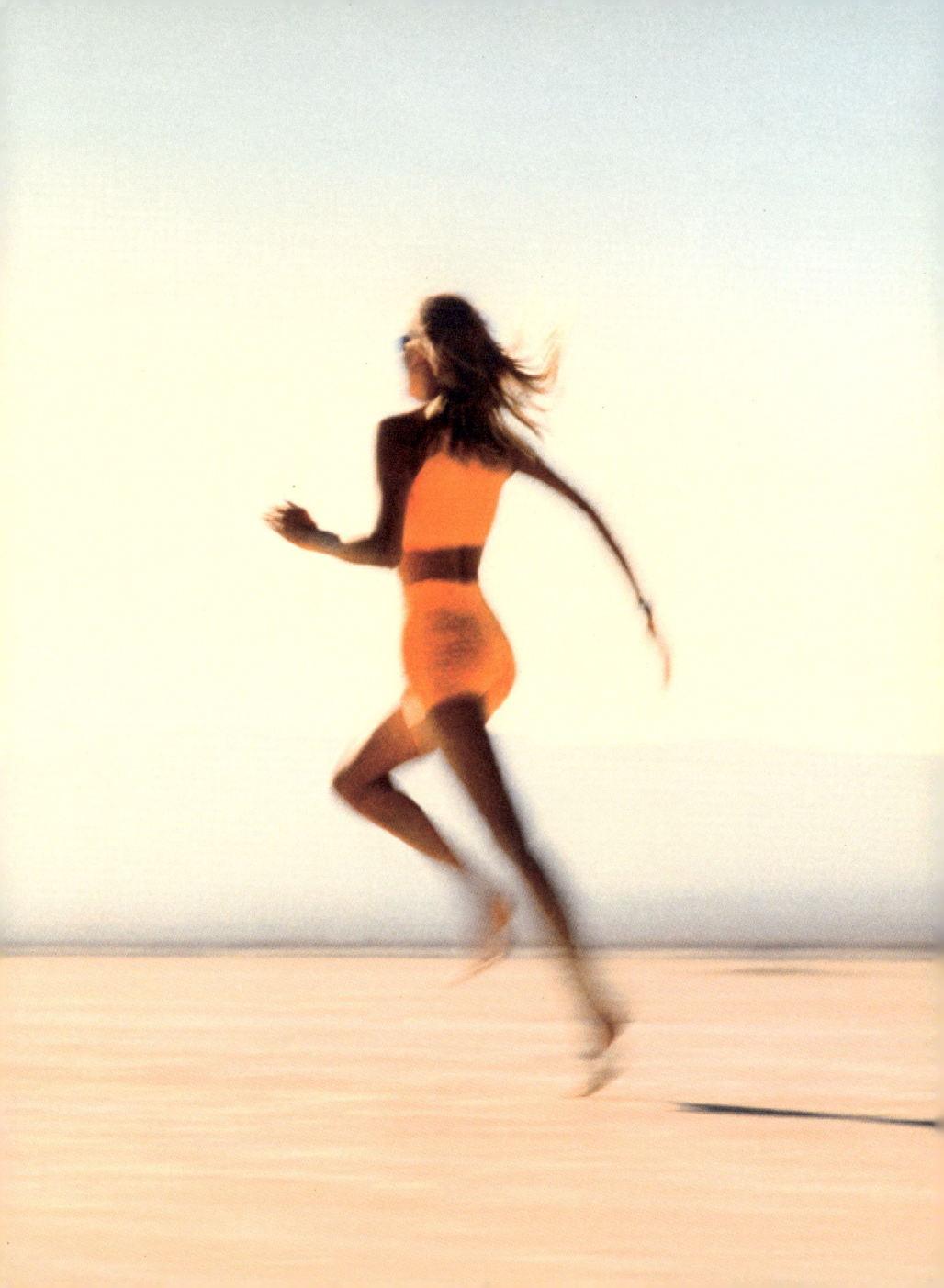

무대 위에서의 기량 향상

알렉산더 테크닉은 자신의 무대 경력에 위협을 느껴 치료의 필요성을 느끼던 한 사람에 의해 탄생했다. 그래서 이 테크닉은 처음부터 공연 예술과 강한 연관성을 가지고 있다. 오늘날, 세계 도처의 음악 대학과 드라마 연기학교에서 알렉산더 테크닉을 교육하고 있으며, 모든 유형의 예술가들이 이를 받아들임으로써 유익을 얻는다.

연기

여러분이 연기자라면, 이 테크닉의 창시자가 그러했듯 목소리의 특성 및 그것을 사용하는 방법을 개선할 수 있다. 연기란 좋은 목소리 그 이상이다. 무대나 카메라를 통해서, 연기자가 관객에게 끼치는 영향력은 연기자들의 '존재'로부터 비롯된다. 이렇게 다소 불가사의한 본질은 모든 공연예술가가 그렇듯 '바로 그 순간' 온전히 자기 자신을 몰입시키는 능력 때문일 것이다. 알렉산더 기법으로 의식화된 에너지는 무대 위에서의 존재감을 극대화시킨다.

춤

춤 속에서 사람의 몸은 표현의 도구다. 이 도구에 알렉산더 테크닉의 기술이 적용된다면 부상의 위험이 감소될 뿐 아니라 몸이 원하지 않던 긴장으로부터 자유로워진다. 그리고 이 기법으로 인해 예술적 의도는 보다 더 직접적인 육체적 표현으로 가능해진다.

사업 설명회

많은 동료나 고객 앞에서 사업 설명을 하는 것은, 어떤 사람들에게는 무대 위를 걷는 것처럼 초조함을 줄 수 있다. 만일 무대경험이 없다면, 누군가를 초대해놓고 지적받는 사람처럼 스트레스로 가득할 것이다. 스트레스는 경직과 호흡곤란, 목이 마르는 것, 심지어 신경과민의 원인이 된다. 또한 자세에 악영향을 끼친다. 자신감과 바른 자세는 서로 밀접하며, 긍정적인 몸의 의사소통은 대화에 큰 역할을 한다. 알렉산더 기법은 의식을 이용한 실용적인 방법이고, 긍정적인 사고로 신체적, 정신적 태도를 개선하여 여러분의 발언과 영향력을 전반적으로 향상시킬 수 있다.

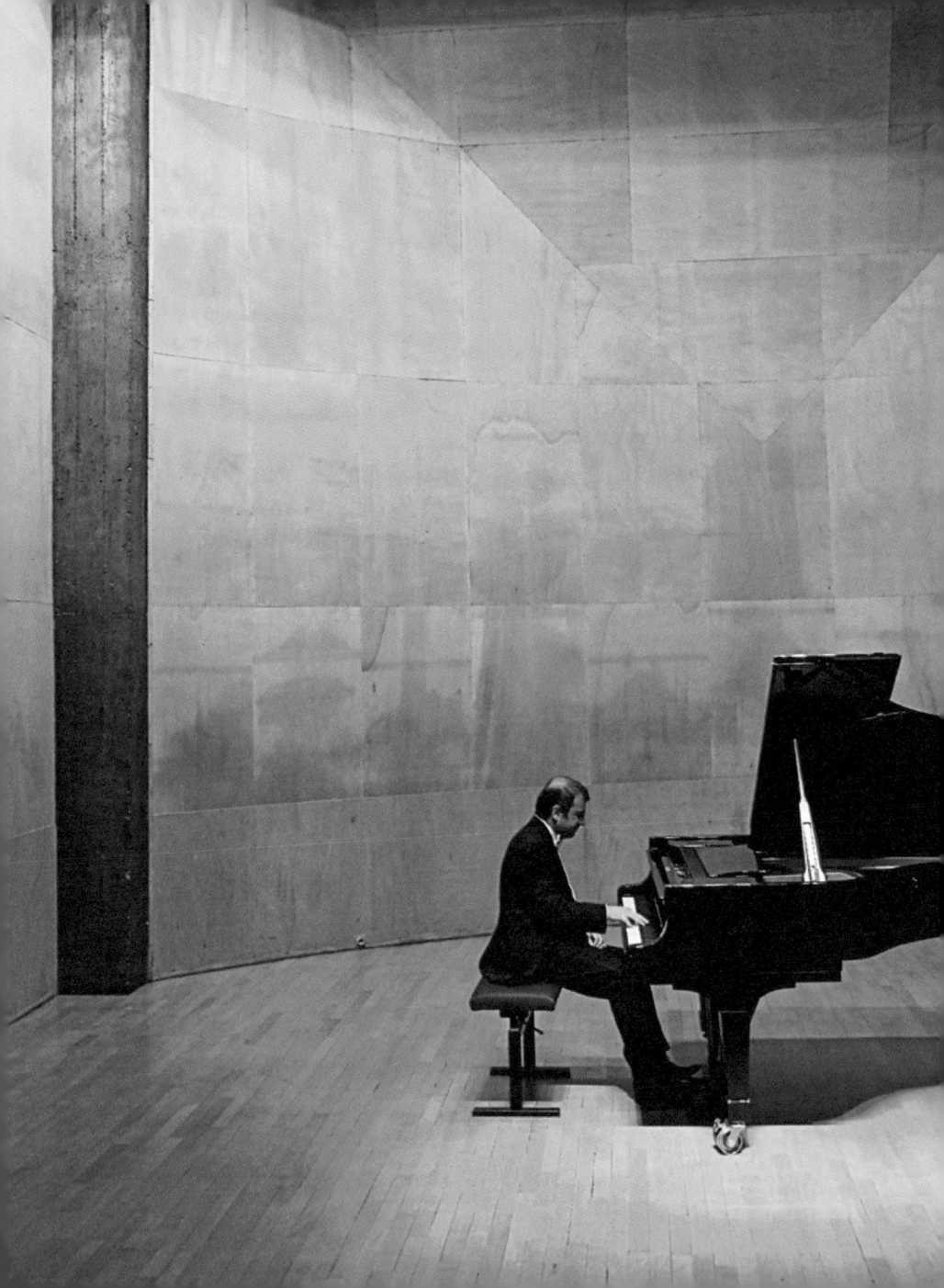

연설

누군가 강연대 위에서 공포감에 더듬거리며 연설문을 중얼거리는 것을 본적이 있는가? 알렉산더 교사는 침착하며 듣기 편한 목소리로 잘 말할 수 있는 간단한 방법을 안내해준다.

음악 연주

성공적인 연주를 해나가는 데 있어서 가장 큰 걸림돌은 불필요한 노력이다. 특히, 연주자들의 경우 불필요한 노력으로 인해 부상을 입기 쉽고, 심지어 경력을 위협하는 긴장과 통증을 유발하게 된다. 알렉산더 기법은 악기 연주에 있어 대단히 육체적이며 정신적인 노력이 요구되는 것들에 방법을 제시하고, 부상의 위험을 감소하는 동시에 소리의 질을 개선해준다.

노래

좋은 목소리는 직접전달의 도구가 되기 때문에 가수들에게는 권력이다. 알렉산더 기술은 깊은 호흡과 걸림 없는 목소리의 자유를 가능케 한다.

자연스러운 호흡

호흡이 약하다는 정도로는 알렉산더 교사를 찾지 않을 지도 모르겠다. 우리의 호흡은 사실, 긴장할 때 처음으로 몸의 자연스러운 상태에 영향을 미친다. (신체적, 정신적인) 건강에 대한 부정적인 결과로 인해 여러분은 알렉산더 교사를 찾게 될 것이다. 알렉산더 테크닉은 깊고 많은 공기가 몸 안팎으로 자연스럽게 흐르도록 하며, 긴장에 의해 제한된 호흡을 편안하게 하는 데 효과가 좋다.

긴장이 자연스러운 호흡 패턴을 무너뜨린다는 것을 증명하기 위해, 간단한 운동을 시도해 보자. '호흡' 이라는 단어에 최대한 집중하라. 호흡을 관찰하라. 느려지거나 멈춰지는가? 아마도 전보다 조금 더 압박감을 느끼게 되는가? 만일 그렇다면, 이는 과도한 노력이 쉽게 호흡하지 못하도록 긴장을 만들어 냈음을 보여주는 것이다. 알렉산더 테크닉은 그런 불필요한 노력으로 인한 호흡장애를 어떻게 풀고 편하게 되는지 가르쳐준다. 그것은 호흡을 '하게' 되는 것이 아니라, 무의식적인 호흡 체제(메커니즘)로 되돌리게 하는 것이다.

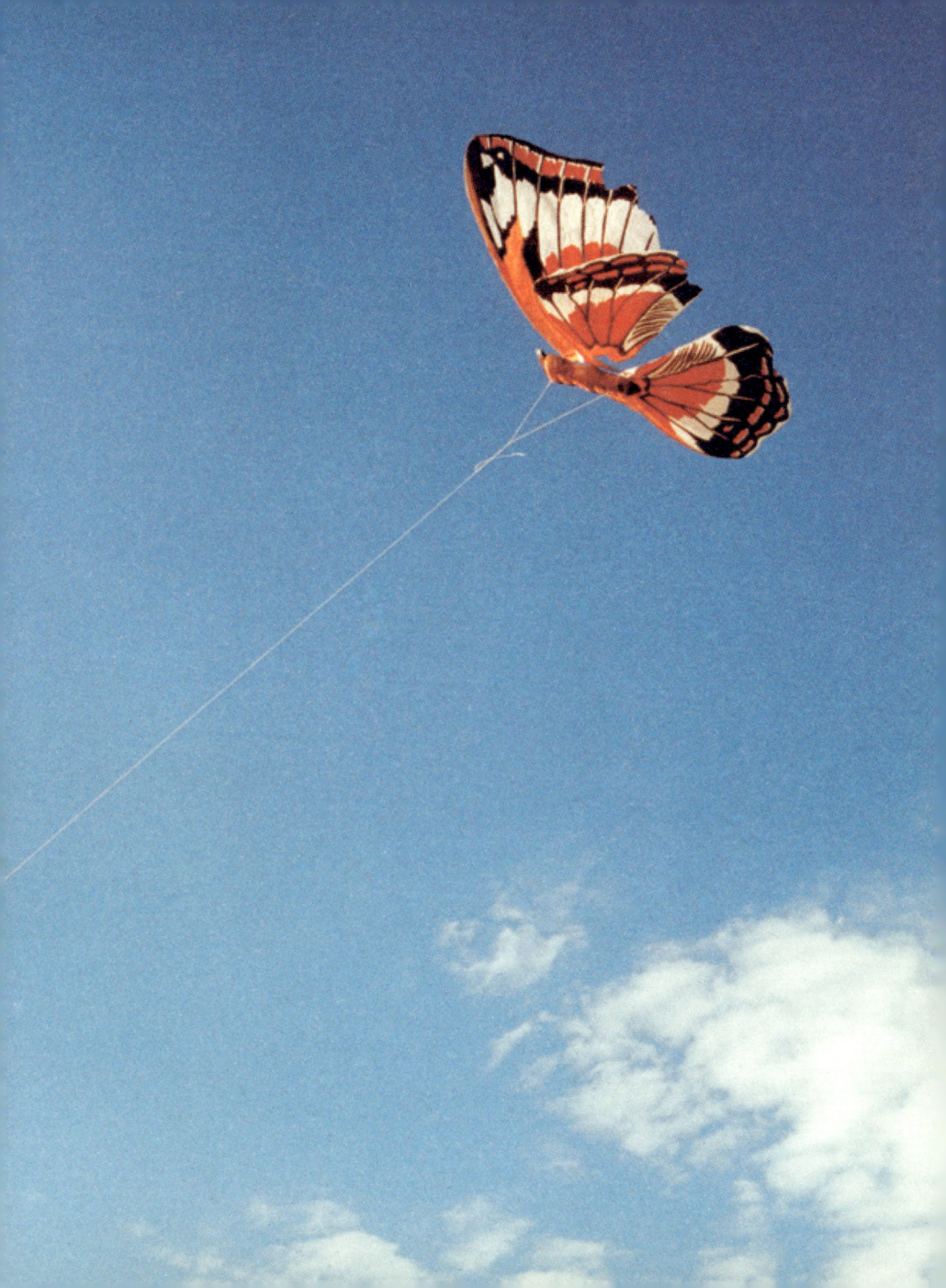

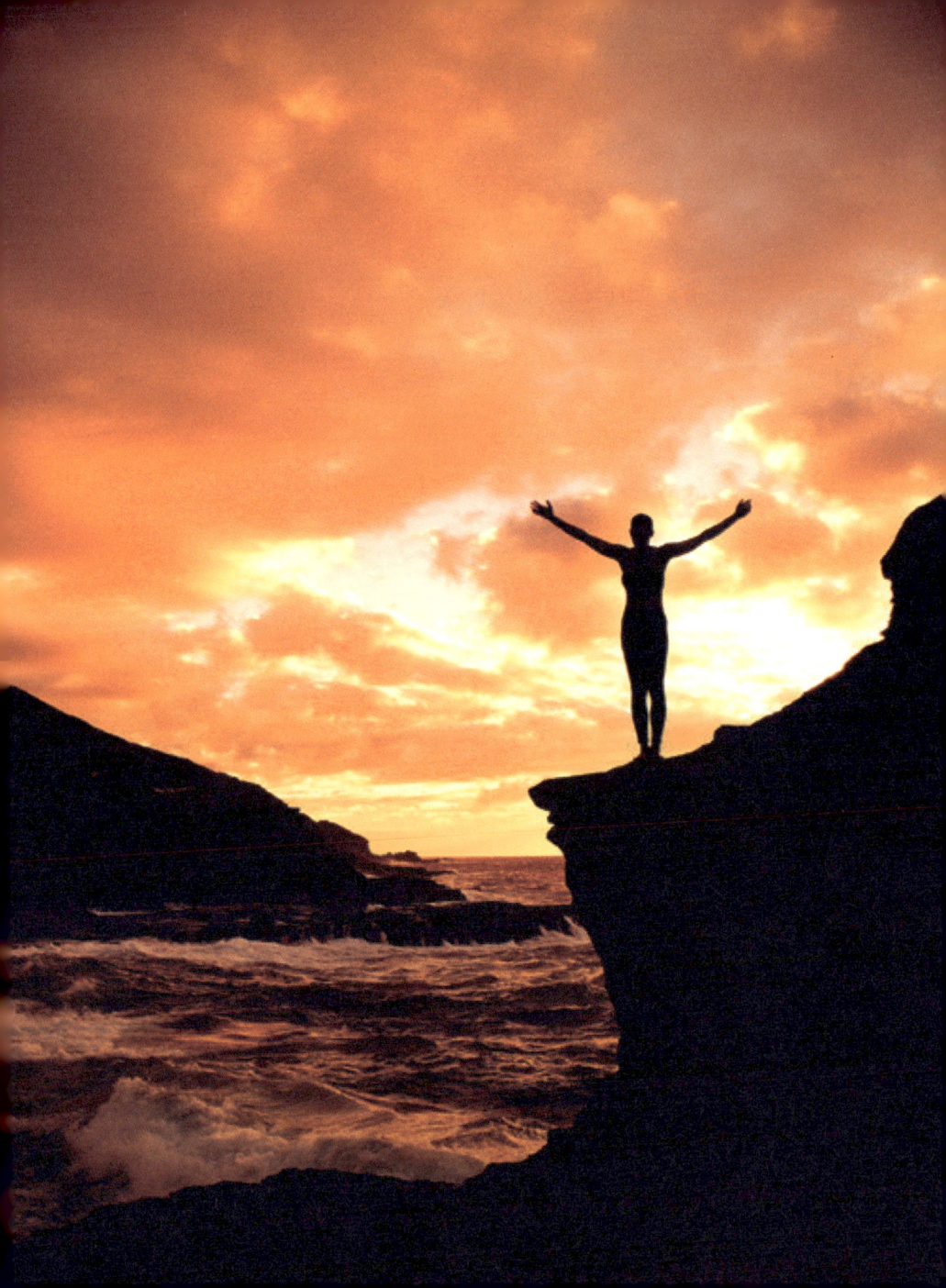

하늘을 날고 물 위를 걷는 것이 기적이 아니다.
이 땅을 걷는다는 그 자체가 기적이다.

중국 격언

인간은 놀라움을 발견하기 위해,
높은 산, 거대한 파도, 끝이 보이지 않는 강,
광대무변의 바다, 별들의 무리를 찾아 떠나지만
자기 자신에 대한 경이로움은 끝끝내 모르고 지나치고 만다.

성 아우구스티누스

(St Augustine, 354-430CE)

에너지 모으기

현대적 삶을 살아간다는 것은 하루를 살아가며 보다 많은 에너지를 갖고 싶어 한다는 뜻이다. 알렉산더 기법은 불필요하고 과도하게 소비했던 근육의 에너지를 재생하도록 도와준다. 자세하게는, '지시'(38쪽-39쪽 참조)와 '자제'(56쪽-57쪽 참조)의 기술이 더 나은 에너지 사용법과 습관적인 노력으로부터 자유로워지는 방법에 대해 가르친다. 이 테크닉을 적용하여 고통을 감소시키고 에너지를 끌어 올리면 경직의 원인이었던 고통이 풀리게 된다.

의식적으로 필요한 곳에 필요한 만큼의 에너지로 방향 전환할 수 있도록 도울 것이다. 요가나 타이 치 등의 훈련법에서는 이러한 삶의 힘이 되는 에너지를 "프라나" 또는 "치"라 부른다. 어떤 이름으로 부르든지, 알렉산더 기법은 막히거나 흩어진 에너지를 푸는 데 도움을 줄 것이다.

병에 대한 저항 – '생체적 수용능력' – 은 자신의 소화 능력, 순환능력, 호흡능력에 달려 있다. 자기 자신의 사용법을 향상시키면 에너지와 면역력이 강화된다.

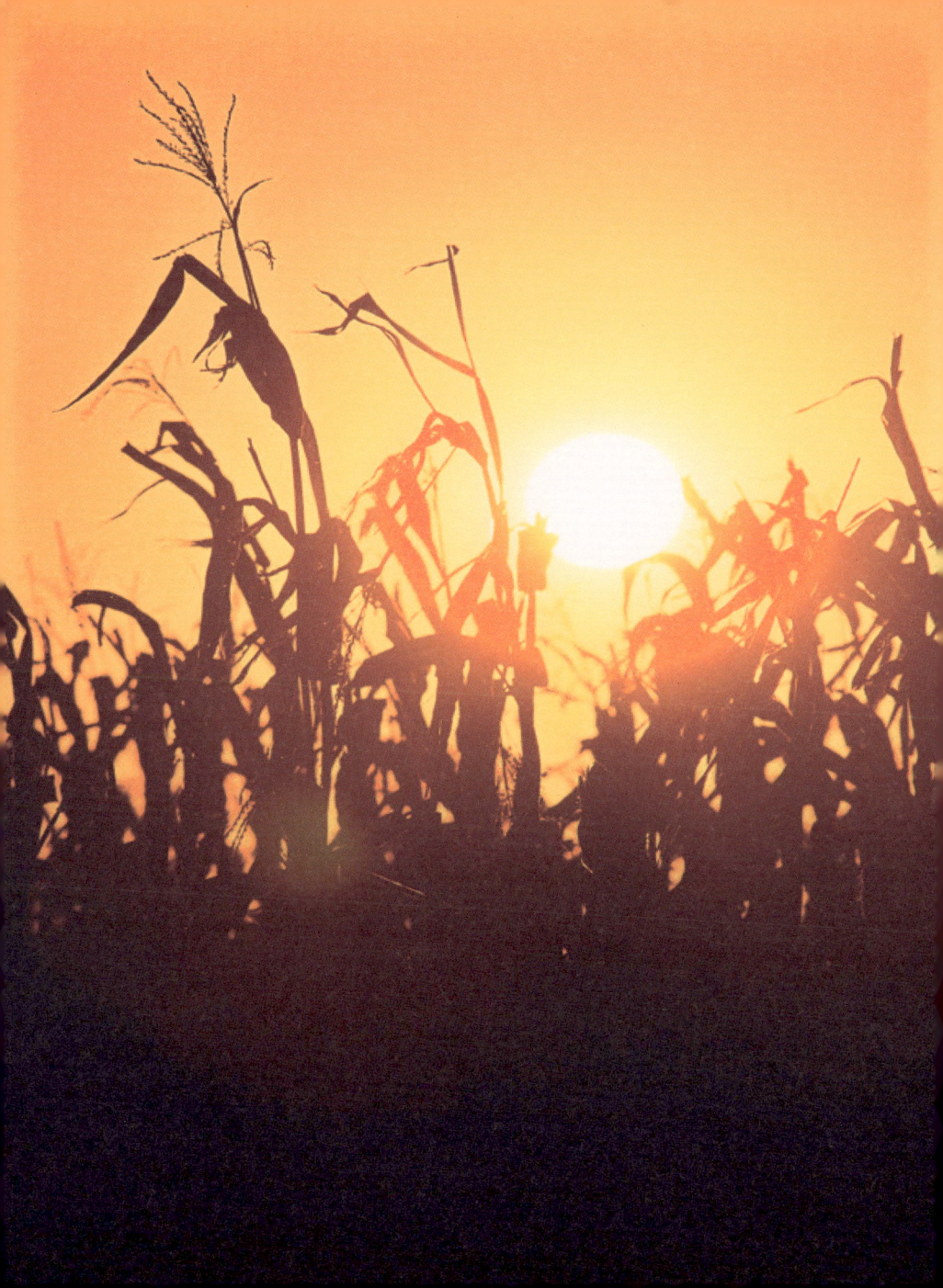

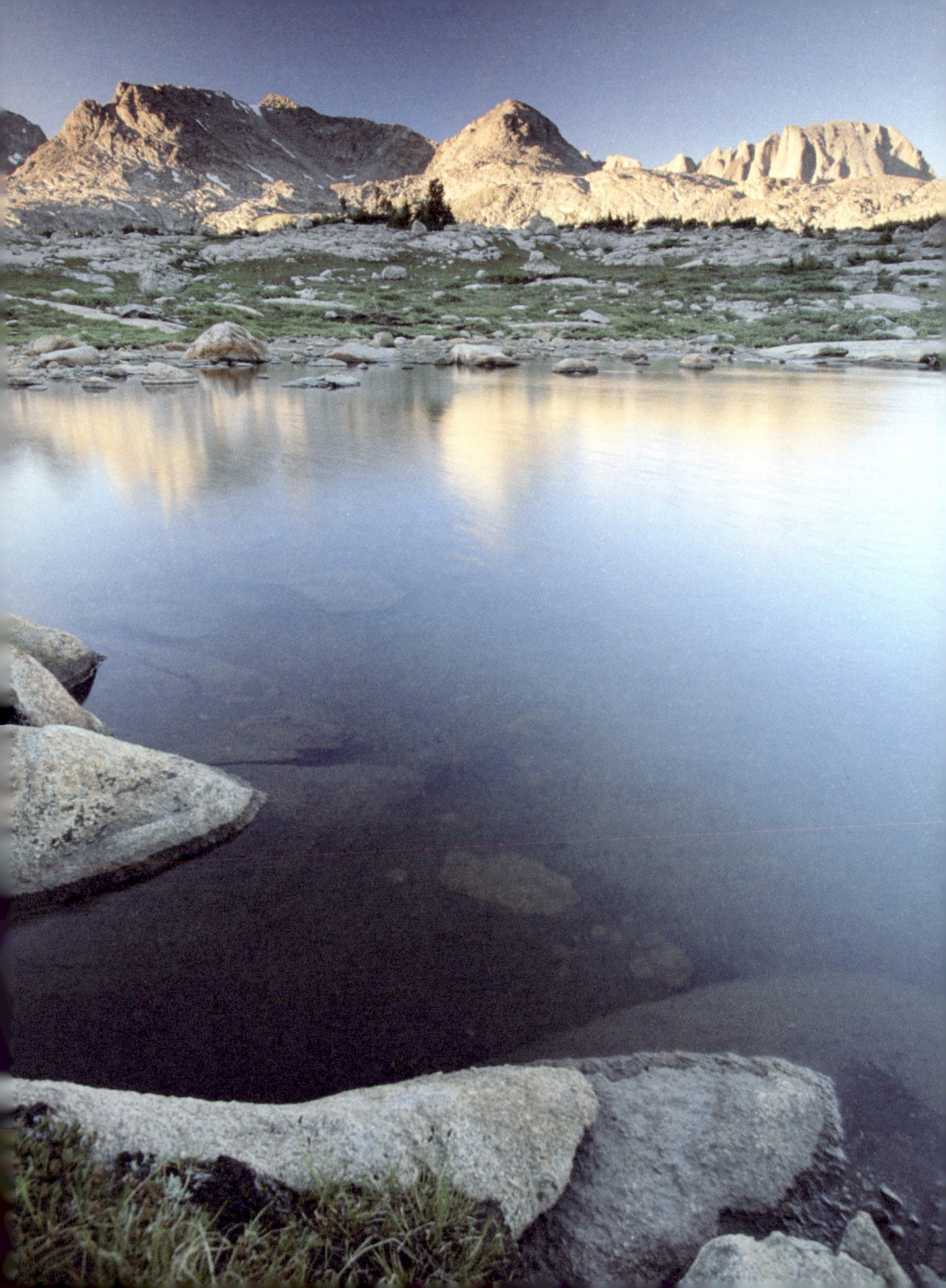

영감을 주는 말

모든 것이 극히 명료하다. 나는 내가 있기 전의 세상을 본다.
나의 손을, 나의 발을, 그리고 나의 발가락을 본다.
그리고 강의 짙은 흙냄새를 맡는다.
나는 살아있음에 낯선 경이로움을 느낀다.

석가모니

(c 4세기 BCE)

제4장

알렉산더 테크닉 교사와 만나기

알렉산더 테크닉은 모든 감각의 경험으로 이루어진다. 여러분이 습관적으로 움직이고 생각했던 방식을 버리고, '자연스러운' 존재방식으로 돌아가는 것이 여러분에게 어떠한 느낌을 줄 수 있는지 말로는 도저히 전달할 수 없다. 가령 한 번도 양의 울음소리를 들어보지 못했거나, 색을 보지 못한 누군가에게 양이 음매하고 우는 소리라든가, 꽃들의 빛깔 따위에 관한 감각적 경험을 설명한다고 가정해보자. 몇 마디 말로 그 느낌을 충분히 설명할 수 있을까? 당연히 그 사람 스스로가 직접 소리를 듣고 꽃을 보도록 하는 것이 더 효과적일 것이다. 경험은 설명만으로는 다소 이해하기 힘들었던 것을 보다 완전하고 명백하게 해준다. 모든 감각적 경험은 '심신일원론적(psychophysical)' 사건이다. 알렉산더 테크닉에 관한 책을 읽는 것은 단지 설명만 듣는 것과 같다.

마찬가지로 알렉산더 교사와 수업을 하는 것은 직접 양의 울음소리를 듣거나 꽃의 색깔을 보는 것과 같다. 익숙한 세계에서 벗어나 자신을 새롭게 할 미지의 세계로 이끌기 위해서, 과거의 경험과 반복되는 습관으로부터 자유롭기 위해서는 알렉산더 교사의 직접적 관여가 필요하다.

제4장에서는 알렉산더 테크닉 수업에서 기대할 수 있는 것과 알렉산더 교사에게서 우리가 배울 수 있는 것들에 대해 탐험해볼 것이다. 교사가 손을 사용하는 이 특별한 방식에 대해 알아보고, 앉고, 서고, 걷는 것과 같은 일상 활동에 이를 적용하는 방법을 보여줄 것이다.

정말 선생님이 필요할까?

어쩌면 여러분은 이 책에 왜 따라할만한 프로그램이 없는지 그 이유가 궁금할지도 모르겠다. 그 이유는 여러분 각자가 이 지구별에 사는 어느 누구와도 구별되는, 독립적인 개체이기 때문이다. 그리고 그 독립적 개체로 살아오는 동안, 누적된 습관과 긴장의 패턴이 모여 이루어진 것이 바로 자신이기 때문이다. 어떤 면에서는 다른 사람들과 비슷할 수도 있겠지만, 결정적으로 자기는 자기 자신일 뿐이다. 그러니 알렉산더 테크닉은 어떤 한 사람에게만 적용되는 것이 아니라, 다른 모든 독자들에게도 해당될 수 있도록 어떻게 단일한 과정을 쓸 수 있겠는가?

책이나 컴퓨터를 통해 골프나 운전 같은 실제적인 기술을 배우는 것은 가능하다. 하지만 그랬을 때, 쓸모없고 불필요한 습관이 생기더라도 놀랄 일은 아니다. 이것은 잘못된 감각기관의 인식 (36쪽-37쪽 참조) 때문에 생기는데, 이것은 잘못된 감각이 우리 자신을 바르게 교정하는 것을 막고, 습관의 힘이 비생산적인 방식으로 우리의 몸과 마음에 강요하기 때문에 일어난다. 이와 비슷하게, 교사의 도움이 없는 알렉산더 테크닉의 공부는 좋아봐야 발전이 더디거나 문제가 생기기 쉽고, 최악의 경우 실패할 수도 있다. 알렉산더는 그의 저서 『자기 자신 사용법(The Use of the Self)』의 서문에 "경험 있는 선생님의 도움이 있었다면 몇 주 안에 도달할 것을 나는 몇 년이 걸려서야 도달했다"고 썼다. 선생님은 여러분의 습관, 근육의 긴장과 같은 개별적인 패턴을 연구해서 '진정으로 변화할 수 있는 유일한 방법'을 손수 전해준다.

그룹 학습은 어떨까? 시범적 그룹 세미나는 알렉산더 테크닉의 좋은 안내자 역할을 하고, 일대일 레슨을 할 것인가 말 것인가 선택할 정보를 줄 것이다. 하지만 그룹 환경에서는 직접 체험의 기회를 많이 얻지 못할 수도 있고, 진행 중인 그룹 학습의 질을 떨어뜨릴 수 있다. 알렉산더는 60년 동안 테크닉을 전수하면서 언제나 일대일 레슨만 했다. 알렉산더 테크닉의 창시자로서 그룹 학습에 어려움을 느껴서가 아니었다. 그것은 그가 인간 본연의 문제를 제대로 이해했으며 개인적으로 접근해야 비로소 변화가 가능하다는 사실을 파악했던 배우였기 때문이었다. 알렉산더는 가능한 많은 이들이 '알렉산더 테크닉'의 유익함을 얻기를 간절히 바랐다. 만약 그가 대규모 그룹 학습이나 동시 과정이 유익하다고 여겼다면, 그가 그 방법을 선택했을 것이라고 나는 확신한다.

선생님 찾기

알렉산더 교사를 선택할 때에는 먼저 전문 기관에 소속되어 있지 않더라도 공인된 과정을 이수한 선생님을 찾아야 한다. STAT(The Society of Teachers of the Alexander Technique)는 알렉산더 교사들의 가장 큰 대표 기관이다. 1958년에 발족한 이 기관은 영국에 본사가 있으며 전 세계에 가입가능한 지부가 있다. 이 기관은 전문적인 관리 조례를 유지·강화하고, 회원들을 전적으로 책임지고 있다.

집이나 직장에서 가까운 곳의 교사를 찾는 것이 가장 좋다. 자기가 살고 있는 지역의 교사에 대해 알고 싶다면, 알렉산더 테크닉 협회에 연락해보자.[1] 두세 명의 선생님과 시범 레슨을 예약해 볼 수 있다. 알렉산더 테크닉을 배울 때에는 교사와의 소통이 중요하다. 만약 교사와 잘 맞지 않는다면, 다른 교사를 찾으면 된다. 피아노 선생님을 구하지 못했다고 해서 건반에 책임을 지우지 않듯이, 한두 명의 선생님과 좋은 관계를 맺지 못했다 하더라도 알렉산더 테크닉을 놓아버리지 않는 것이 가장 중요하다.

알렉산더 교사가 되기 위해 받는 훈련에는 대단한 책임감이 필요하며, 학생들은 그렇게 되기까지 꽤 오랜 시간이 걸리는 것을 알고 종종 놀라기도 한다. 알렉산더는 1931년 런던에서 교사

훈련과정을 처음 시작했다. 교사 자격을 얻으려는 처음 몇몇 교사들은 알렉산더와 함께 1930년대에 교사 과정을 만들게 되었다. 그 다음에는, 그들이 학교를 통해 창시자의 전통적이고 직접적인 방식을 유지하며 사람들을 훈련시켜서 세상으로 알려나갔다. 오늘날에는, 아르헨티나에서 호주까지, 그리고 벨기에에서 브라질까지 교사 훈련 과정이 생겼으며, 여전히 알렉산더가 사용했던 방식을 대부분 따르고 있다. 알렉산더가 사용한 방식은 3년에 걸친 최소 1600시간 이상의 교육과정으로, 하루 약 3시간, 주 5일, 1년 36주의 수업을 3년에 걸쳐 하게 되어 있다. 교사 한 명의 훈련에 요구되는 시간과 비용 때문에 대부분의 과정은 소규모로 진행된다. 수업의 규모도 훈련의 본질에 가장 적합하도록 하기 위해, 거의 모든 수업이 **직접 체험**으로 이루어지며, 최소한 교사 1인당 학생 5명의 비율이 요구된다. 자격은 지속적인 평가로 부여한다. 자격증을 통해 여러분은 교사에게 필요한 일체의 훈련과정과 자신의 학생에게 가지는 의무를 재확인할 수 있다.

1) 현재, 국내에서는 〈한국 알렉산더 테크닉 협회〉가 있으며 이곳에서 교사를 찾아 개인수업과 그룹수업이 가능하다. 소정의 과정을 거쳐 알렉산더 테크닉 한국 지도자가 될 수 있으며, 각종 학회와 연구가 활발하게 진행되고 있다. 협회 연락처. 070-8848-7707 - 역자 주.

선생님의 손

　여러분은 알렉산더 테크닉 선생님의 신뢰할만한 손을 경험하게 될 것이다. 알렉산더 교사들은 그들의 손을 이용하여 여러분 몸의 구조, 바로서기, 그리고 일하는 방식, 과도하게 긴장한 곳이나 기분의 상태에 관한 평가 정보를 얻는다. 이러한 교사의 손의 감각은 수신기 역할을 한다. 이와 동시에 교사는 변화를 북돋아주고, 과도한 근육의 긴장을 풀어주도록 하며, 자연스러운 상태를 가져다주는 전달자로서 행동한다. 이러한 터치는 조종이 아니라 안내에 가깝다. 그래서 그 안내를 따를 때, 말을 사용하지 않더라도 교사의 지식이 학생의 몸에 전달된다. 수업중인 학생이 받는 정보의 대부분은 말이 아니다. 이러한 직접적이고 말로 하지 않는 감각적 소통의 경험으로, 자세 교정을 목적으로 하는 지압요법의 훈련과 알렉산더 테크닉이 구분된다. 이러한 소통은 또한 교사의 '좋은' 손이 왜 필요한지 설명된다. 활기 있지만 부드럽고, 열려 있지만 긍정적 경험을 전달할 수 있는 손 말이다. 알렉산더 교사에게 필요한 유일한 기구는 손뿐이다. 그래서 교사는 언제, 어디서든 여러분을 가르칠 수 있다.

선생님의 손

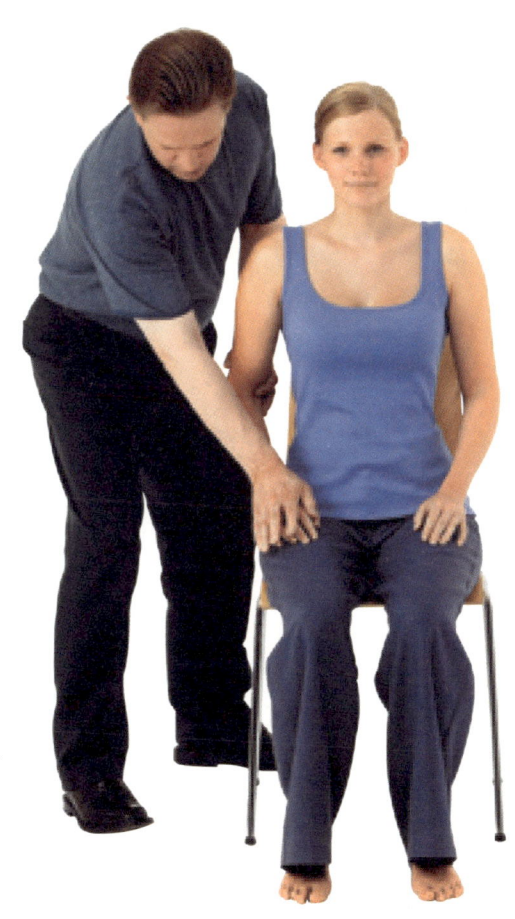

수업에서 기대되는 것들

　알렉산더 테크닉의 첫 수업 시간에 임했을 때, 병원에서처럼 흰 가운을 입고 일하는 전문가를 찾을 수 있을 것이라는 기대는 버려야한다. 비록 알렉산더 교사들이 의학적인 건강상태에 대해 다양한 지식을 쌓으려는 경향은 있지만, 그들은 의사가 아니다. 여러분은 또한 교실 상황을 미리 예측하지 말아야 한다. 비록 그들 자신을 선생님이라 부르며 여러분을 학생으로 간주하더라도, 알렉산더 테크닉과 여타 다른 공식적 교육 형태와의 유사함은 거기까지다. 문 앞에서 건강관리와 학습에 대한 선입견은 멀리 던져두고, 열린 마음으로 들어서자.

　대부분의 알렉산더 교사들은 개인적인 선택에 의해 30분~40분간의 수업을 한다. 이 수준이 일반적으로 배우기에 최적의 시간이다. 이보다 더 긴 시간은 비생산적인데, 말과 감각 정보 과잉은 학생에게 지나친 부담이 된다. 평범하고 편안한 옷, 치마보다는 바지가 더욱 적절할 것이다. 신발 외의 다른 것들은 벗을 필요가 없을 것이다. 또한 여러분의 건강을 해치는 어떤 방식도 사용되지 않을 것이다. 알렉산더 교사의 직접 접촉은, 효과는 강력하지만 정중하고도 섬세할 것이다. 선생님들은 여러분이 그동안의 습관들을 깨닫도록 하기 위해 다양한 방법의 직접적인 접촉으로 도움을 주려고 할 것이다. 이것은 선생님의 경험과 여러분의 관심 여부에 따라 차이는 있겠지만, 알렉산더 테크닉을 경험하려는 이들이 배우게 될 핵심적인 활동은 이 책 106쪽-123쪽에 설명되어 있다.

개개인은 다양성을 필요로 하기 때문에, 레슨의 횟수와 기간을 구체적으로 정확하게 명시하는 것은 현명치 못할 것이나, 대체로 6개월 이상 25번~30번 정도의 레슨이면 알렉산더 테크닉의 기초를 충분히 갖추고, 그 원리를 자신에게 적용시킬 수 있다. 많은 사람들이 불과 몇 번의 레슨만으로도 확연한 변화를 알게 된다. 나는 일반적으로 몇 주 동안은 2주에 한 번, 그 후에는 1주에 한 번을 제안한다. 가장 좋은 것은 레슨을 우선 한 번 해본 후에 개인적 필요에 따라 선생님과 의논하는 것이다.

알렉산더 교사들은 의학적 훈련을 받았음에도 불구하고, 의학적 자격을 가지고 있지 않기 때문에 진단을 내릴 수 없다는 사실을 부디 잊지 마시기 바란다. 만약 건강상의 걱정이 있다면, 알렉산더 교사뿐만 아니라 의사와 상담해야 한다.

수업에서 하게 될 것들

모든 알렉산더 교사의 교실에서는 두 가지 물건을 찾을 수 있는데, 그것은 바로 테이블과 의자이다. 테이블은 인체에 맞도록 제작되었지만, 의자는 보통 평범하다. '의자 훈련'과 '테이블 훈련'은 대부분의 알렉산더 수업에서 핵심적인 활동이다. 테이블 위에 눕거나, 때때로 바닥에 눕는 것에 대해서는 이 책 120-123쪽에서 더욱 자세히 살필 수 있다. 의자 훈련에서는 교사가 여러분에게 의자에 앉고 서는 행동을 요구할 것이다. 그 때, 교사는 여러분이 앉고 서는 행위를 하는 동안 만들어졌던 강한 긴장의 습관들을 깨닫도록 도와줄 것이다. (습관은 지난날 매일 했던 행동들을 반영한다.) 이렇게 한 번 각인되면, 앞으로 앉고 설 때마다 자신을 '사용함'에 있어 의식하게 되고, 근육을 긴장하는 습관에 더 이상 매이지 않게 된다. 언뜻 보기엔 쉽지만, 이 훈련들은 등 근육을 지지하는 보다 강력한 움직임을 만들고, 그것은 알렉산더 테크닉의 기초를 닦는 역할을 한다. 이 기술은 겉보기에 더 복잡해 보이는 다른 일들에도 응용될 수 있다. 이후 교사와 함께하는 연구는 여러분의 관심사에 따라 다양해질 것이다.

수업에서 하게 될 것들

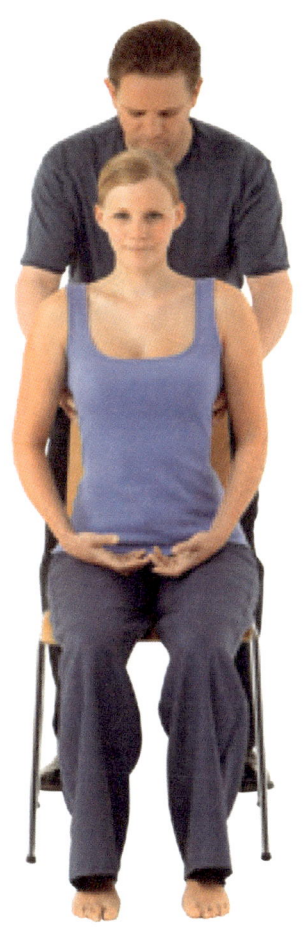

앉기

알렉산더 교사는 의자의 앞쪽에 앉는 방식이 근육을 긴장시키는 습관에서 벗어날 수 있다고 알려준다. 지금 해보자. 양발을 바닥에 붙인 채 평범한 의자의 앞부분에 앉아보자. 앉으면서 의자 바닥에 닿는 뼈(엉덩이 속 골반의 두 뼈 부분)의 저항감을 느껴보자. 그 뼈에 체중을 싣는다. 골반이 뒤쪽으로 무너지면서 등이 구부정해지고 싶은 유혹을 견디고, (이런 일은 허리 아래가 몸을 지탱하기에 너무 약할 때 일어난다) 골반을 똑바로 세워 유지한다. 만약 이런 식으로 무너진다면, 비슷한 두께로 된 책 두 개를 의자 뒤쪽 다리 아래 각각 괴어놓아 의자를 비스듬하게 만들어 놓고 골반이 똑바로 유지되도록 한다. 마치 모래시계 속의 모래처럼 체중이 앉아 있는 골반 뼈로 떨어진다고 상상해보자. 무게가 가라앉을수록, 근육으로 지지해야할 노력이 덜 든다. 무게가 아래로 떨어지는 동안, 의식적으로 등 근육의 긴장을 풀고, 가슴을 넓게 펴고, 머리는 의자 반대방향인 위를 향하도록 한다.

앉기

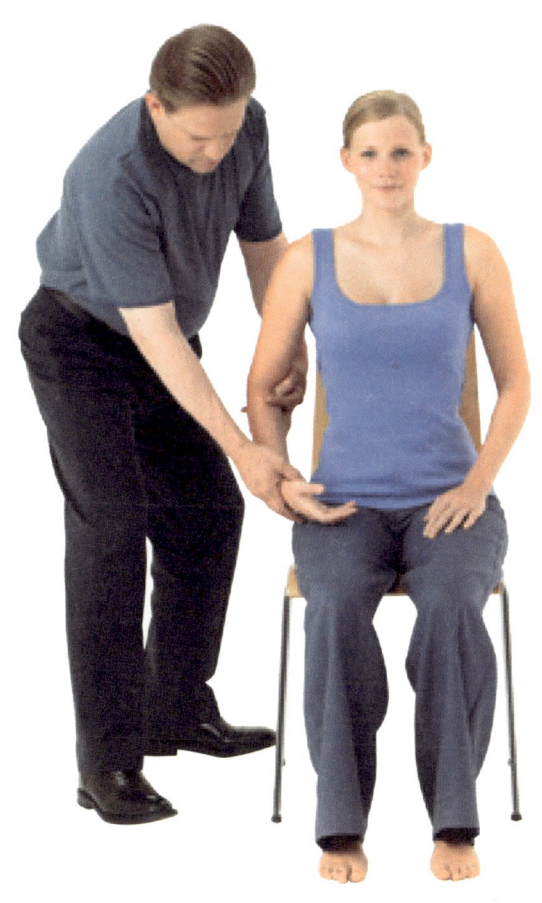

서기

서 있는 동안 알렉산더 테크닉을 어떻게 연습할 수 있는지 보여주기 위해서, 교사들은 손(터치)과 말을 사용한다. 매일하는 행동에 의식을 더하면 좌절감, 불안감 해소에 매우 효과적이다.

발가락을 약간 펴고 양발을 엉덩이 넓이만큼 벌린 채 서보자. 한 발을 다른 발보다 약간 앞에 놓는다. (만약 오랫동안 서 있어야 한다면 발의 위치를 번갈아 바꾸어 준다.) 발아래의 바닥이 올라오고 있다는 상상을 하며 무릎이 쫙 펴지도록 양쪽 발로 힘껏 밀어내보자. 이제는 머리 꼭대기를 발바닥으로부터 멀리, 마치 위로 당겨지는 것 같은 느낌을 가져본다. 이런 느낌들이 몸의 큰 근육들을 스트레칭 시키고 관절 사이에 공간을 만든다. 자신의 체중이 몸을 통해 천천히 내려가서 마침내 발바닥을 통해 땅 밑으로 떨어진다는 느낌을 가져본다. 버스나 기차 같이 움직이고 있는 바닥에 서 있을 경우에는, 몸의 무게를 바닥에서 멀리 떨어진 지점에 붙잡아 두려고 하지 말라. 그렇게 하면 상체는 무거워지고 안정감은 떨어진다. 그 대신, 무게를 아래로 내리고 바닥의 움직임에 저항하지 않도록 한다.

서기

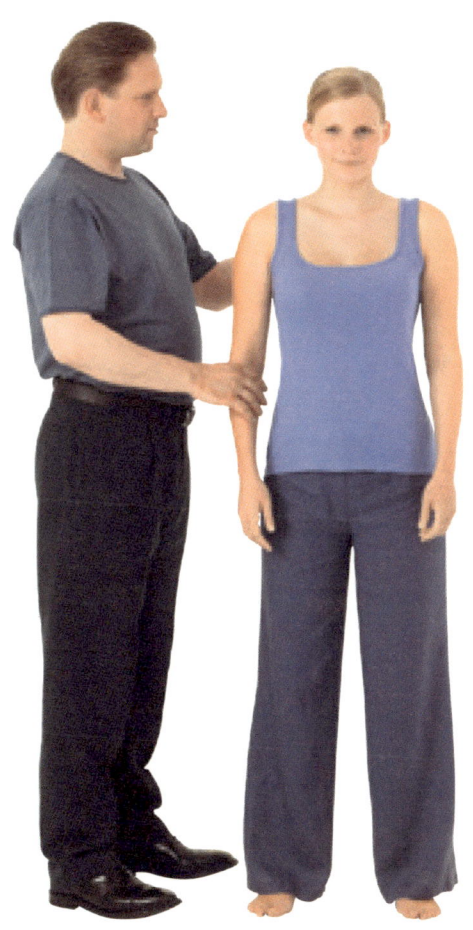

걷기

걷기에 대해 생각해보자. 자신을 둘러싼 주변의 속도와 리듬을 알아차리며 무중력 상태로 미끄러지듯 움직이는가? 혹은 흉하거나 무겁다거나 또는 거북함을 느끼며 움직이는가? 알렉산더 교사가 힘이 들지 않게 똑바로 세워 걷는 법을 안내할 것이다. 지금 아래와 같이 걸어보며 스스로 경험해보자. 우선, 바닥을 내려다보지 말아야 한다. 대신, 약 15미터 앞으로 시선을 두자. 시선은 고정시키지 않는다. 즉 눈은 자연스럽게 움직이도록 하고 머리를 앞에 둔다고 '생각만' 하자. 이제는 코끼리처럼 걷는다고 생각해보자. 앞으로 나아갈 때 무게는 뒤쪽에 두도록 한다. 걸을 때마다 무게를 싣기 전에 미리 땅을 시험해보듯, 뒷발에 중심을 남겨둔다. 이런 생각은 발부리에 걸려 넘어지는 일을 막을 수 있다. 마치 무빙워크 위에 서 있는 것처럼, 내가 그쪽으로 가는 것이 아니라 물체가 나를 향해 다가오고 있다고 생각해보는 것이다. 알렉산더 교사는 여러분이 쉽게 움직이도록 하기 위해 이보다 더 좋은 개인적인 아이디어를 줄 것이다.

걷기

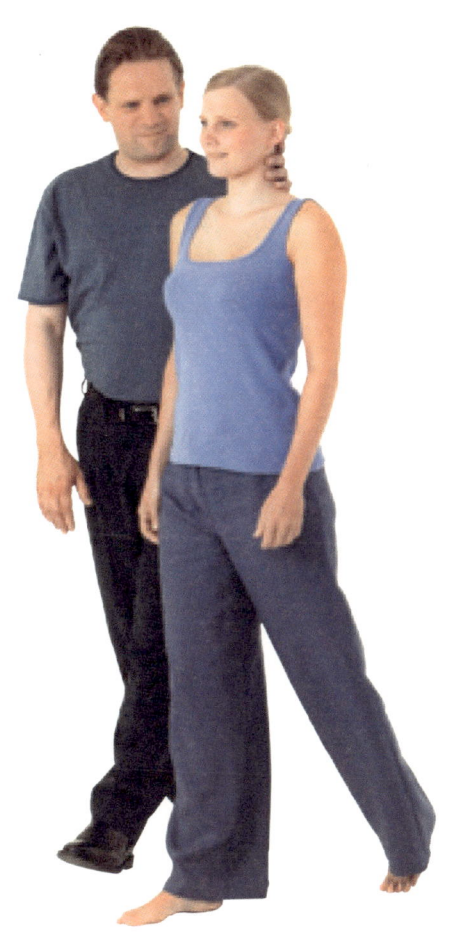

구부리기와 들어올리기

물건을 잡기 위해 선 채로 슬쩍 집거나 쪼그려 앉으며 몸을 숙일 때, 대부분이 허리나 등의 윗부분을 앞으로 구부린다. 하지만 그렇게 되면 척추는, 관절의 가동성이 별로 없기 때문에 디스크에 걸리거나 늙어서 허리가 영영 굽어지게 된다. 온전한 허리를 유지하기 위해 알렉산더 교사가 진짜 관절(발목, 무릎, 고관절)을 사용해 구부리도록 도와줄 것이다. 이제 다음의 실제적인 연습을 따라해보자. 축구공이나 신발상자쯤의 무게와 크기를 가진 물건을 바닥에 둔다. 발을 어깨너비만큼 벌려 물건을 거의 엄지발가락 사이쯤에 두고 가까이 선다. 머리와 목과 등을 늘리며, 무릎과 고관절을 구부린다. 그러면 몸이 알파벳 Z 형태로 구부려진다. 양손을 뻗지 않고 물건을 잡을 수 있을 만큼 몸을 충분히 낮게 숙인다. 물건은 팔을 통해 등에 연결되어 있다고 상상하라. 이렇게 되면 매우 약한 팔의 근육으로 무게를 부담하는 것이 아니라 온몸으로 무게를 흡수하게 되는 것이다. 이제는 물건이 자연스레 따라 들리도록 자리에서 일어선다.

구부리기와 들어올리기

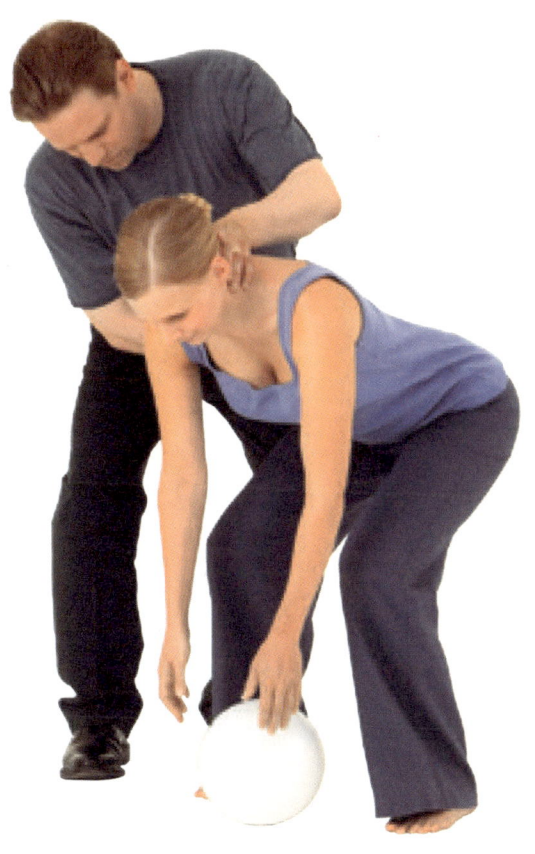

그 밖의 움직임들

　삶은 수업이 아니다. 활동이다. 걷고, 말하고, 수영하고, 자전거나 말을 타는 것을 포함한, 셀 수 없이 많은 움직임들인 것이다. 알렉산더 테크닉의 기본을 일단 한번 익히면, 자신이 좋아하는 활동에 적용할 수 있다. 많은 알렉산더 교사들이 이 일을 시작하기 전, 다른 분야에서의 경력을 가지고 있으며, 자신의 관심사를 반영하여 가르친다. 그래서 여러분은 열정을 함께 나눌 선생님을 찾을 수도 있다. 나의 이전 경력은 배우였기 때문에, 두 분야로부터의 경험과 내가 알고 있는 것들을 결합해서 연기 전공 학생들, 전문 배우들과 자주 작업했다. 또한 오랫동안 자전거를 좋아해왔기 때문에 자전거 타는 사람들과 자전거 외적인 것들도 알 수 있도록 도우며 함께 작업하게 되었다. 악기를 다루거나, 수영장에서, 혹은 말 위에서 최선을 성취할 수 있도록 도와주기 위해 알렉산더 테크닉을 기반으로 하는 기법들을 발전시켜가는 음악가, 수영 코치, 승마 강사로 일하는 교사들도 있다. 많은 선생님들이 이러한 특화된 관심사를 위해 세미나 또는 서비스를 제공하고 있다. 스키부터 스포츠 댄스까지 아우르는 다양한 알렉산더 코스가 개설되어 있다. 합숙훈련은 여러분이 관심을 가지는 주제를 다루기에 탁월한 방법이며, 여러분이 이미 알렉산더 테크닉의 경험을 이미 해보았다면 더더욱 가치가 있을 것이다.

   여러분은 또한 책을 읽고, 글을 쓰고, 계단을 오르고, 집안일을 하고, 정원을 가꾸는 등의 모든 일상행위에 알렉산더 테크닉으로부터 얻은 통찰을 사용하게 될 것이다. 일상생활을 하나하나 '정확하게' 행동하는 법을 배우는 것보다 흔들리지 않는 전체적인 '중심을 잡고' 행동하는 법을 찾는 것이 낫다. 그러면 아주 사소한 행동조차 손상을 유발하기보다는 유익이 될 수 있다. 숙련된 알렉산더 교사는 이러한 기법을 가르쳐줄 수 있는데, 굳이 여러분과 관심분야를 공유하지 않아도 좋다. 여러분이 함께 탐구하고자 하는 특정행동들은, 단순하게 말하자면 자극에 억제된 습관적 반응이 있다는 것이고, 그 반응은 너무 많이 노력하려는 경향과 연관되어 있다는 뜻이다. 다양한 일상의 자극에 일일이 바르게 행동하는 법을 배우는 대신, 보다 더 적절한 행동의 방식과 사고의 방식을 배우게 될 것이다.

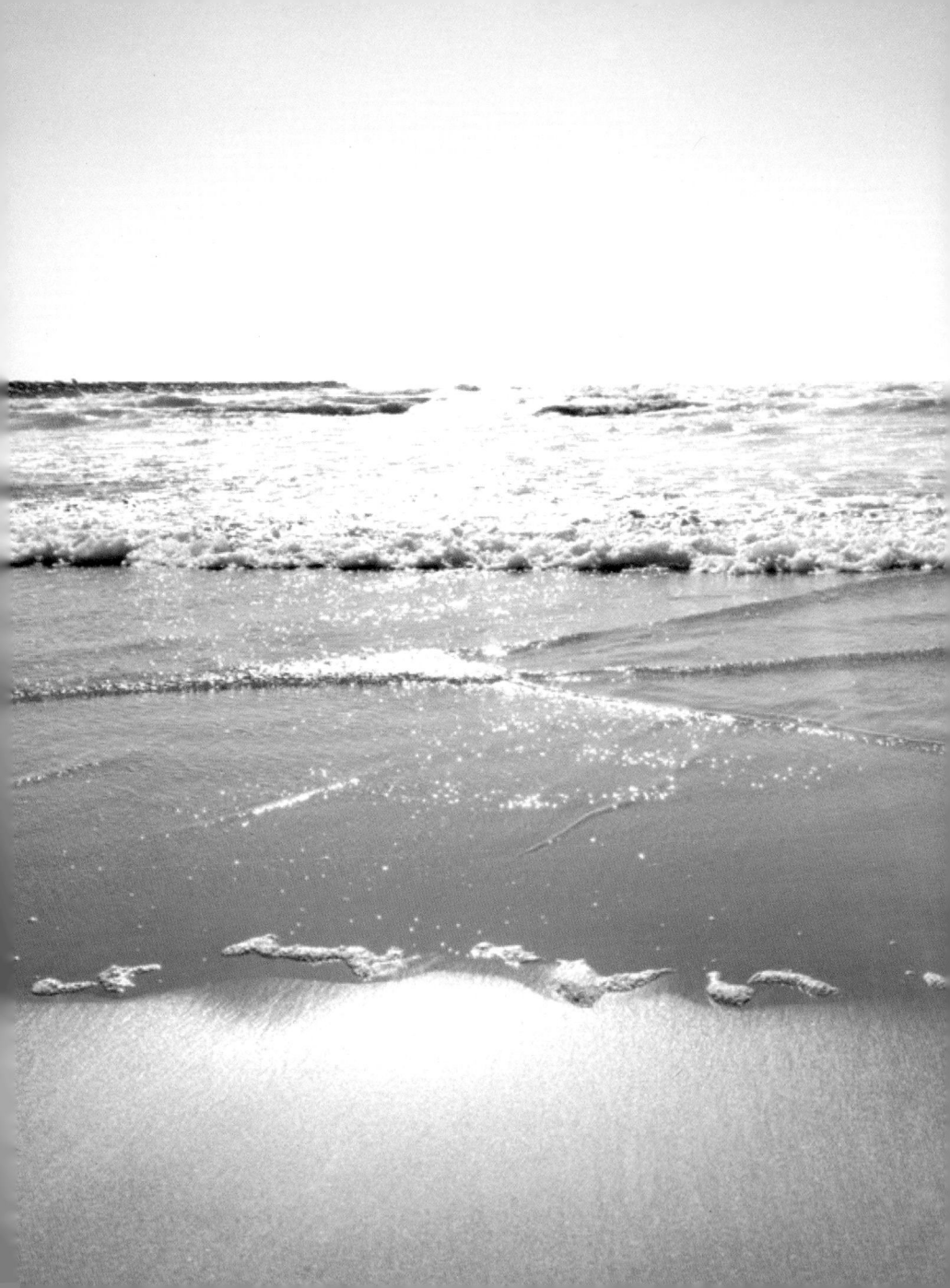

영감을 주는 말

변화는 습관을 바꾸려는 행동에서 온다.

F. M. 알렉산더

(1869-1955)

우주는 변한다.
우리의 인생은 우리의 생각이 결정한다.

마르쿠스 아우렐리우스

(Marcus Aurelius, 121-180CE)

이완하기

알렉산더 테크닉은 여러분이 행동을 할 때에 의식적으로 자기 자신을 사용할 수 있도록 안내해 준다. 그런데 보통 이것은 습관을 되돌리려고 하는 것과 옛 습관에 끌리는 것 사이에서 긴장을 만든다. 이런 경우 '무릎 세워 눕기' 자세가 유용하다. 이 자세는 (천장을 보는 방향으로) 바닥에 등을 대고 무릎을 세우는 것이다. 이렇게 눕는 자세는 온몸의 근육 이완에 많은 도움이 된다. 이 동작은 알렉산더 테크닉 수업의 일부이며 교사와 학생 그리고 상황에 따라 몇 분 혹은 그 이상 지속한다. (마사지용 탁자처럼 딱딱한) 테이블 위에 누워있으면 선생님은 손을 부드럽게 사용하여 자연스럽게 근육을 이완시켜준다. 대부분이 깊은 이완을 느낄 것이다.

다음의 단계(122쪽-123쪽)를 따라서 매일 집에서 연습할 수도 있다. 여러분이 만일 이것을 알렉산더 테크닉 교사의 '지시'(38쪽-39쪽 참조)와 함께한다면 그 효과는 훨씬 더 커질 것이다.

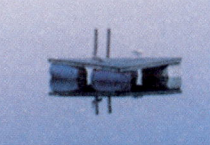

무릎 세워 눕기 연습

1 딱딱한 바닥에 등을 대고 눕는다. 이 때 반으로 접은 담요나 카펫 위에 운동용 매트를 사용하는 것이 좋다. 발은 어깨너비만큼 벌리고 무릎을 세운다. 손은 갈비뼈나 하복부 위에 놓고, 팔꿈치는 바닥에 닿도록 한다.

2 머리 밑에 요가 베개나 적당한 책을 놓고 베도록 한다. 높이는 선생님의 조언에 따르는 것이 가장 좋지만 대강 설명하자면, 얼굴을 몸보다 살짝 높게 하고 턱이 이마보다 약간 낮아지도록 한다. 베개는 목이 아니라 머리 뒤편에 닿도록 한다.

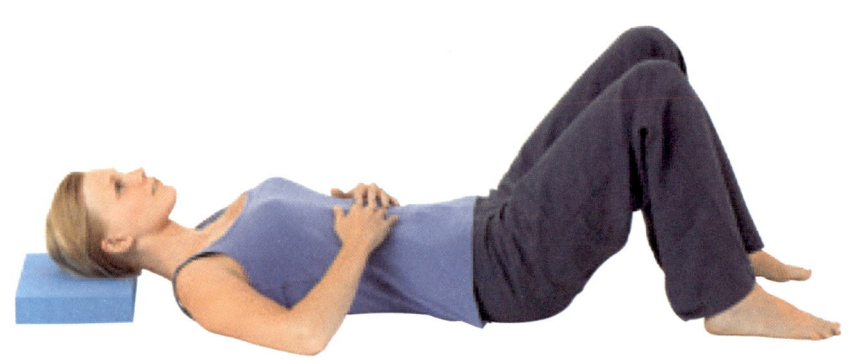

3 주변을 느껴본다. 무엇이 보이고 들리는가? 주변에 대한 느낌을 제어하지 말고 그 의식을 부드럽게 자신에게로 바꾼다. 몸이 차가운지 따듯한지 혹은 어느 부분에 긴장이 되었는지 경련이 있는지 등을 느껴본다. 이런 감각들을 의식화해본다.

4 의식을 유지하는 동안, 목에 집중한다. 목 근육의 힘이 빠지도록 한다. 시간을 가진다. 그 밖에 어느 것도 일어나지 않도록 가만히 있는다.

5 근육에 힘이 풀린 느낌을 등으로 전달한다. 바닥에 자신을 온전히 맡긴다. 등에 근육이 풀리는 느낌이 퍼지는 동안, 바닥이 자신을 들어 올린다고 상상해보자. 팔과 다리에 퍼져나가도록 감각을 열어두어서 자신을 중심부로부터 확장시켜 나간다. 집중이 안된다면, 이 과정을 단순 반복해본다.

6 15~20분정도 이 자세를 유지한다. 일어나려면 팔과 다리를 접어 등을 늘려준다. 발꿈치가 꼬리뼈에 닿도록 한다. 머리를 든 후 머리의 움직임이 등에서 발로 이어지도록 '생각' 해야 한다.

수업에서 느낄 수 있는 것

    알렉산더 테크닉 수업은 어느 정도 사람에 따라 다른 경험이 될 것이다. 왜냐하면 개인의 특성이 서로 다르기 때문이다. 하지만 학생들은 레슨 도중이나 이후에 비슷한 반응을 많이 보인다. 학생으로서의 나의 경험도 전형적이었다. 레슨 초기에는 막연했다. 선생님은 아무 것도 하지 않는 것 같았고, 그러나 나는 수업이 끝난 후 더 커지고(더 키가 크고 몸이 넓어진 듯했고) 더 가벼워졌다는 느낌을 받았다. 마치 누군가에게 밀려가듯 거리를 걸었다. 거리 모퉁이에 우체통 하나가 있었는데, 수업 후 어느 날, 그 우체통의 색깔이 새로 페인트칠을 했나 확인해볼 정도로 밝아 보였다. 하지만 그것은 여전히 오래된 우체통이었다. 나는 또 허리의 불편감을 경험한 것이 놀라웠다. 통증은 아니지만 참을 수 없는 자극이었다. 나는 허리가 아픈 적이 없었다. 그것은 움직이지 않거나, 운동이 부족했던 근육들이 깨어나며 과로하게 된 근육 때문이라는 것을 지금은 안다. 또 수업 시간에 나의 행동이 얼마나 잘못되었는가를 알고 가끔 놀라웠다. 내가 너무 뒤쪽으로 기대며 서 있다고 느꼈지만 선생님이 거울 앞에 돌려 세웠을 때, 내가 완벽하게 똑바로 서 있다는 것을 발견하고 굉장히 놀랐다. 나는 앞쪽으로 쏠리는 습관이 있었다. 그래서 바르게 섰을 때 뒤로

넘어질 것 같은 느낌이 들었던 것이다. 잘못된 감각 인식 때문이었다. (36쪽-37쪽 참고)

가장 놀라웠던 것은 심리적 변화였다. 자신감이 강해졌고 더 자유롭고 순수한 감정 표현이 가능해졌다. 주의력도 강화되었다. 선생님이 테이블 위에 누워 있는 내게 수업을 하실 때, 척추가 하나로 움직인다는 개념을 경험했던 것이 생각난다. 그 이전에는 전혀 내 등을 '경험' 해보지 못했었다. 나는 체육관에서 운동을 해서, 크고 잘 발달된 근육을 가지고 있었다. 이 근육들은 점차 부드럽고 작아졌으나, 여전히 강하고 더 균일해졌다. 몇 년 후, 어릴 때부터 가지고 있던 건강상의 문제들(천식, 꽃가루 병, 음식 알레르기 등)은 점차 완치되었고 전반적인 건강과 활력이 현재 많이 향상되었다. 여러분의 경험은 나와 다를 것이다. (사실, 모든 사람이 그러하겠지만.) 그러나 알렉산더 테크닉이 모두에게 놀랍고, 즐겁고, 가치 있는 경험이 되기를 희망하고 기대한다.

알렉산더 테크닉의 미래

　현재에 집중함으로써 미래에 투자하는 것이 알렉산더 테크닉이다. 이제 여러분이 알렉산더 테크닉의 원칙을 배우고 적용한다면, 앞으로 생길 수 있는 문제들을 예방할 수 있다. (그리고 지금의 문제들을 해결할 수도 있다.) 자신을 잘 다루는 법을 더 일찍 배울수록 나이가 들어 생길 수 있는 문제를 막을 더 많은 기회를 가지게 된다.

　알렉산더는 그의 연구의 미래가 아이들과 교육에 달려 있다고 믿었다. 그것은 확실히 연극학과와 음악대학을 통해 고등교육과 강한 연관성을 가지고 있다. 또 알렉산더 테크닉의 미래는 그 범주를 정하는 것에 따라 달라질 것이다. 이것은 종종 대체 요법으로 분류되지만, 더 정확하게는 교육체계로 볼 수 있다. 비록 건강, 심리, 운동, 잠재력, 학습 등 많은 범주를 넘나들지만, 가장 중요한 것은 알렉산더 테크닉이 여러분의 미래를 좌우할 독보적인 방법이라는 것이다. 알렉산더 테크닉에 고정관념을 갖지 말고 계속 마음을 열고, 직접 경험해보기를 바란다. 후회하지 않을 것이다.

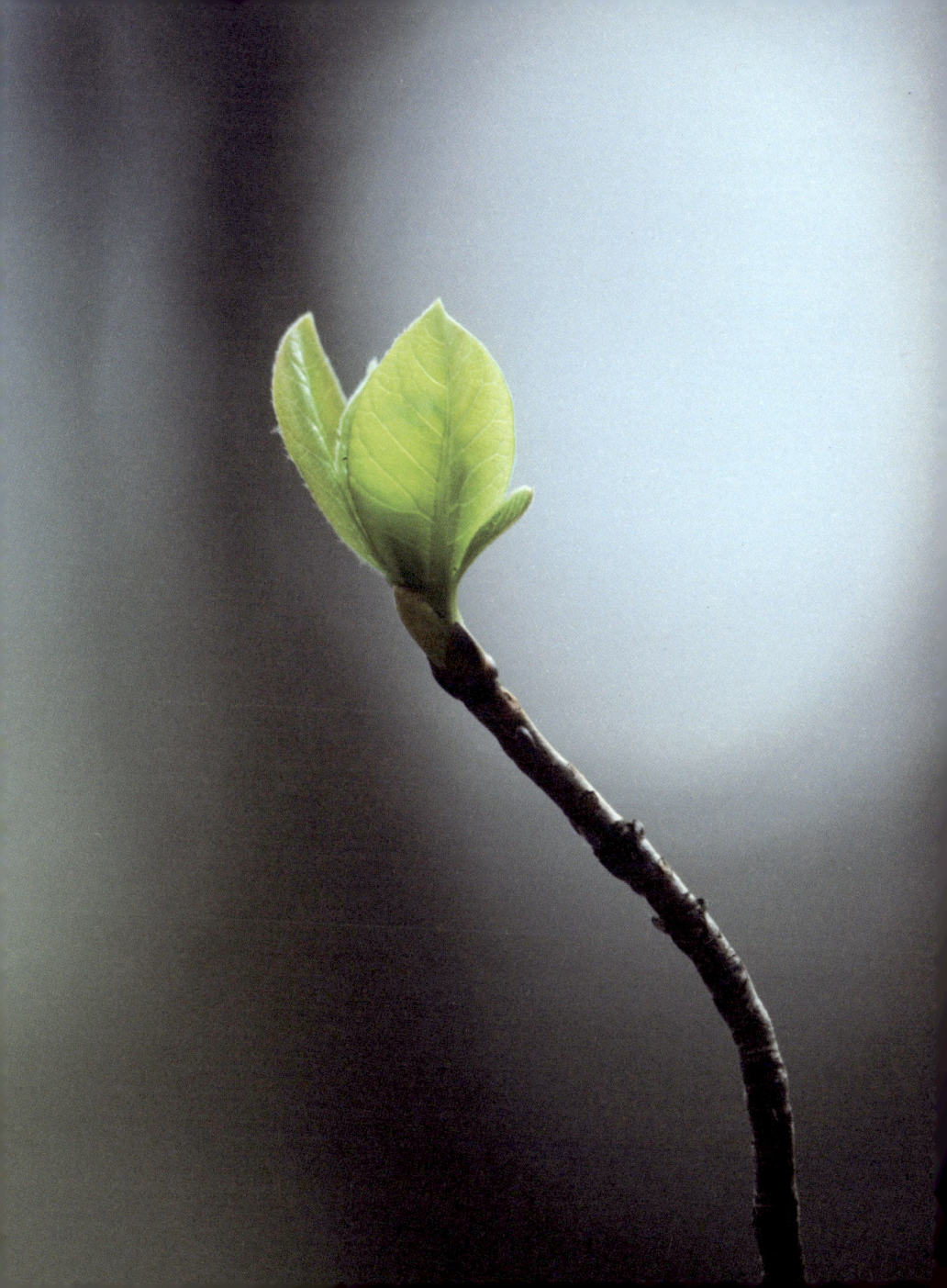

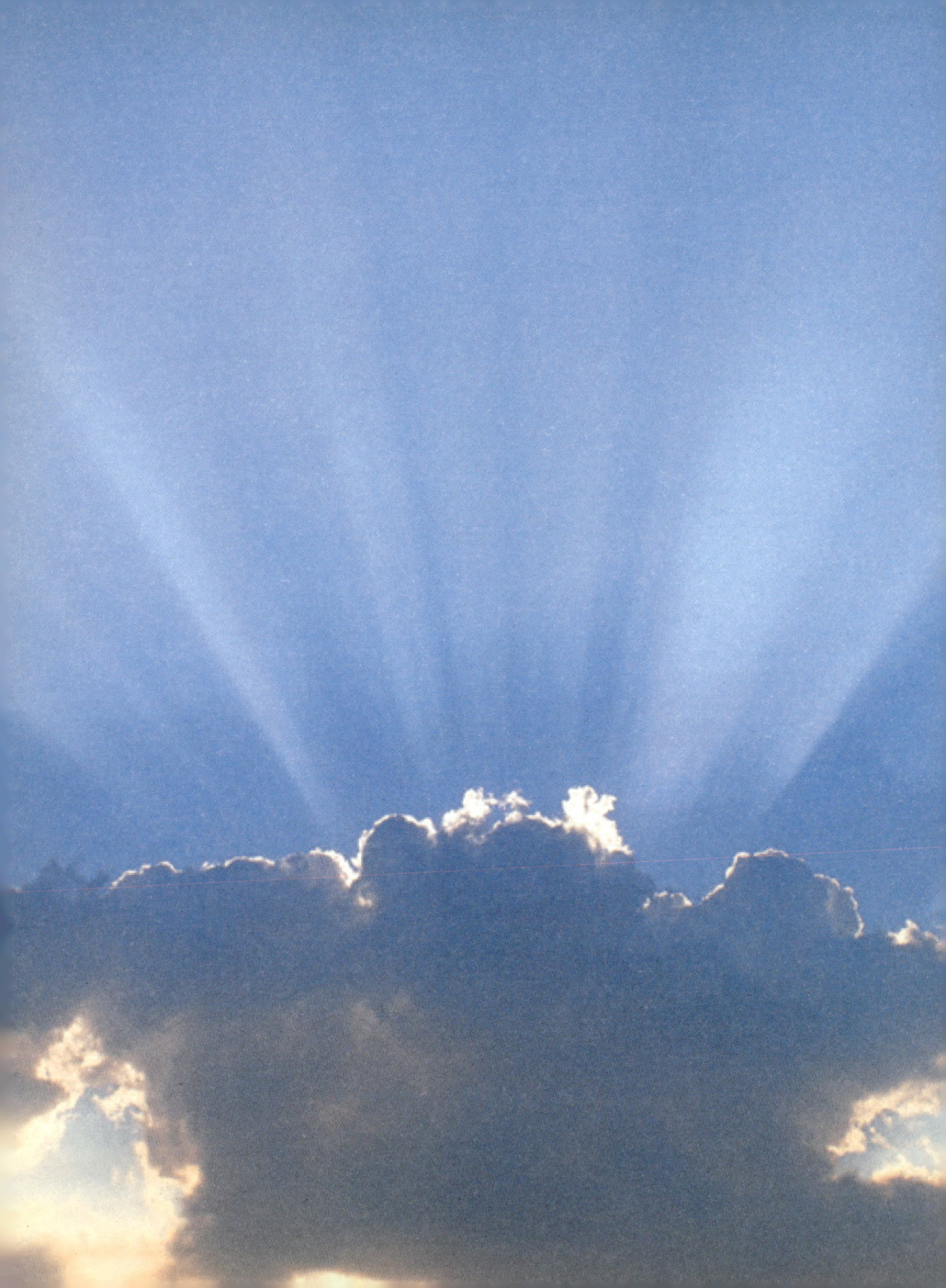

영감을 주는 말

활동하는 가운데 평온을,
그리고 평온 가운데 활기 있는 삶을 배워야 한다.

인디라 간디

(Indira Gandhi, 1917-1984)

고요 속에 거하라.
관심을 내면으로 돌리고 마음을 자아에 집중하라.
지혜가 그 안에 있으리라.

바가바드 기타

(Bhagavad Gita, c.50-500BCE)

색 인

STAT 100

감정의 반응 47
감정의 반응 47
건강과 행복 26-27
걷기 112
공포 반응 50
교사 방문하기 98-126
교사 훈련 101
교사의 필요성 98-99
균형 잡기 42
균형 70-71
그룹 세미나 99
그룹 학습 99
근육 에너지의 재생 92
근육 52-53
근육과 긴장 38
근육과 척추 79
근육과 통증 68-69
근육의 이완 76
긴장 완화 52-54, 76
끝장보기 35, 60

노래 87

머리, 일차적 제어 28, 31
명상 63
목과 일차적 제어 28, 31
몸과 마음 22
몸의 사용과 기능 26
무대 위에서의 기량 향상 84-87
무릎 세워 눕기 120-123
문제점과 해결방법 34-63
물건 잡기 114

반 중력 근육 53
발과 보행 112
발과 선 자세 110

사이코-피지컬(Psycho-physical) 22
생체적 수용 능력 92
선 자세 110
선생님 찾기 100-101
선생님의 손 102
설명회 85
수업 내용 106
수업과 교사 96-126
수업에서 기대되는 것 104-105
수업의 유익 124-125
스트레스와 공포 50
스트레스와 긴장 완화 76
습관 42-43
습관의 경험 44
습관의 인식 57
습관의 자제 56-57
습관의 힘 42-43
습관적 반응 47
심신일원 22

앉기 106, 108
앉은 자세에서의 긴장 108

알렉산더 교사와 의학적 자격 105
알렉산더 테크닉 교사 96-126
알렉산더 테크닉과 교육 126
알렉산더 테크닉과 아이들 126
알렉산더 테크닉에서 그 밖의 움직임들 116-117
알렉산더 테크닉의 기원 12-13
알렉산더 테크닉의 기초 14
알렉산더 테크닉의 미래 126

색 인

알렉산더 테크닉의 본질 15
알렉산더 테크닉의 정의 14-15
알렉산더 테크닉의 차별성 16
알렉산더 테크닉의 효과 66-92
알렉산더의 발견 20-21
알렉산더의 생애 19

에너지 모으기 92
연기 84
연설 85, 87
운동 즐기기 116-117
운동 80-81
운동 81
운동선수의 기량 향상 82
운동효과의 극대화 80-81
움직임 116-117
위험 반응 50
위험에 대한 반응 50
음악 연주 87
의자 훈련 106, 108
이완 120-123
이완과 긴장 52-54
인식 125
일차적 제어 경험하기 31
일차적 제어 28

자극과 반응 46-47
자극과 반응 47
자세 70-71
자신감 125
자연스러운 호흡 88
잘못된 감각 인식 34, 36-37
중심잡기 52, 54
지시 경험하기 40
지시 38-39

지지 근육 52-53

체육관 운동 80-81
춤 85

테이블 훈련 106
통증 감소 68-69
통증 예방 68

팔짱 껴보기 44

허리 강화 75
허리 구부려보기 114
허리 구부리기 114
허리 들기 114
허리 통증에 대한 변화 경험 124-125
허리와 일차적 제어 28-31
허리의 앉은 자세 104
허리의 통증 68-69

사진 승인

출판사는 사진을 사용할 수 있도록 허락해준 다음의 협회들과 도서관에 고마움을 표한다. 모든 저작권을 위임 받았지만, 혹시라도 누락된 사항이 있다면 연락 주시길 바란다.

페이지 2 Water Everywhere/Eyewire, 13 Earthforms/Digital Vision, 14 Photograph of F. M. Alexander©2005, The Society of Teachers of the Alexander Technique, London, UK, 19 Ann Cutting/Botanica/Photolibrary.com, 20 Natural Beauty EP018/Photodisc/Getty Images, 25 Hugh Sitton/Photographer's Choice/ Getty Images, 26 Henry Steadman/Photolibrary.com, 29 Alexander Marius/Taxi/Getty Images, 37 Photos.com, 44 Zia Soleil/Iconica/Getty Images, 47 Peter Lewis/Alamy, 54 Natural Beauty EP018/Photodisc/Getty Images, 57 John Freeman/Stone/Getty Images, 58 Frans Lemmens/Photographer's Choice/Tetty Images, 61 David Paterson/Stone/Getty Images, 70 Angela Scott/Taxi/Getty Images, 73 John Gardey/Robert Harding World Imagery, London, 74 Hans Neleman/Photonica/Getty Images, 79 Stuart McClymont/Stone/Getty Images, 82 Mario Ponta/Alamy, 85 Jane Yeomans/Photonica/Getty Images, 86 Dana Edmunds/Pacific Stock/Photolibrary.com, 89 Natural Beauty EP018/Photodisc/Getty Images, 90 Art Wolfe/Imagebank/Getty Images, 114 Jacob Stock Photography/Photographer's Choice/Getty Images, 117 John Churchman Veer/Photonica/Getty Images, 123 Ross M Horowitz/Iconica/Getty Images, 124 peter Gridley/Taxi/Getty Images.

텍스트 승인

Quotations by F. M. Alexander, ©The Estate of F. M. Alexander, courtesy of Mouritz Ltd, London.

자료

한국 알렉산더 테크닉 협회
(Korean Alexander Technique Association):
070-8848-7707
영국 알렉산더 테크닉 협회:
www.stat.org.uk 또는 0845-230-7828
미국 알렉산더 테크닉 협회:
www.alexandertech.org 또는
800-473-0620, 413-584-2359
STAT 지부 찾는 곳:
www.alexandertechniqueworldwide.com

저자가 쓴 감사의 글

모든 동료와 학생들, 그리고 특히 월터(Wlter)와 딜리스(Dilys) 캐링튼(Carrington)과 수지 모리스(Suzi Morris)에게 감사드린다.

출판인이 쓴 감사의 글

모델 케이트 마호니(Kate Mahoney)와 헤어 및 메이크업을 담당한 길리 포팸(Gilly Popham)에게 감사드린다.